Entscheidungen

Marian C. Poetzsch

Entscheidungen

Alles falsch machen – aber richtig

Mit 20 Abbildungen

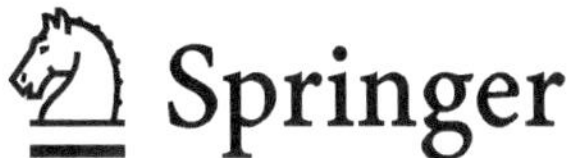

Marian C. Poetzsch
München, Deutschland

ISBN 978-3-662-57585-7 ISBN 978-3-662-57586-4 (eBook)
https://doi.org/10.1007/978-3-662-57586-4

Die Deutsche Nationalbibliothek verzeichnet diese Publikation in der Deutschen Nationalbibliografie; detaillierte bibliografische Daten sind im Internet über http://dnb.d-nb.de abrufbar.

Umschlaggestaltung: deblik Berlin
Zeichnungen: Claudia Styrsky

Springer ist ein Imprint der eingetragenen Gesellschaft Springer-Verlag GmbH, DE und ist ein Teil von Springer Nature
Die Anschrift der Gesellschaft ist: Heidelberger Platz 3, 14197 Berlin, Germany

Hinweis

In deinen Händen hältst du gerade den ultimativen Anti-Ratgeber für Entscheidungslosigkeit.

Warum sollst du dieses Buch lesen? Wenn du immer alles richtig machst im Leben, dann eigentlich nur, um die armen Seelen zu verstehen, denen es nicht so geht wie dir. Oder hast du dir schon mal Gedanken über eine Entscheidung gemacht, dich mit Zweifeln herumgeschlagen, nicht gewusst, was du tun sollst?

Dieser Ratgeber erklärt, was „entscheiden" bedeutet. Und warum es in Ordnung ist, manchmal an den Dingen zu zweifeln. Zu allen Zeiten schon haben sich Menschen mit Entscheidungen herumgeplagt.

Sich selbst zu hinterfragen, ist nicht falsch – es kann sogar lebensrettend sein! Was macht man bei einem Flugzeugabsturz, wie rettet man Leben, und was hat das Ganze mit Zweifeln zu tun? Auch das erfährst du hier.

Alles falsch machen – aber richtig! Wie kann man die Dinge am besten hinausschieben? Wie schaffe ich es, gar keine Entscheidung zu treffen? Der Anti-Ratgeber beantwortet die wichtigsten Fragen dazu.

Doch die erste Entscheidung ist ganz leicht: Umblättern und anfangen zu lesen. Der Rest passiert von allein.

Danksagung

Mein Dank geht an das Team vom Springer Verlag für die nette und unkomplizierte Betreuung, an Frau Styrski für die entschiedene und schnelle Umsetzung der Cartoons und an Frau Kahl-Scholz für das Lektorat und Ihre Unterstützung in entscheidenden Fragen.

Für philosophische Unterstützung und Antworten auf Gewissensfragen bedanke ich mich bei Prof. Dr. Kroedel, für medizinische und menschliche Fragen bei meinen Eltern und bei meinen beiden Brüdern Oliver und Florian als Experten für Entscheidungsfragen und den Wiener-Schnitzel-Konflikt. Oliver danke ich speziell für das Lesen der ersten Fassung und dafür, dass er sich spontan und entschieden als Entscheidungsmodel zur Verfügung gestellt hat.

Ich bedanke mich nicht bei Elektrogeschäften und Baumärkten, bei Telefonanbietern und Banken. Abdank an dieser Stelle für zu viele Angebote und zu wenig Übersicht. Trotzdem Danke für den Kredit an die Hausbank, Danke an Peter Jochum für die Beratung dazu und danke an Lella und Lothar für handwerklichen Support.

Danke auch an alle Nachbarn für gute Nachbarschaft und das Ausleihen von Lebensmitteln und Werkzeug.

Meiner Frau und meinen Kindern danke ich dafür, dass sie da sind. Sie sind die beste Entscheidung.

Inhaltsverzeichnis

Über den Autor

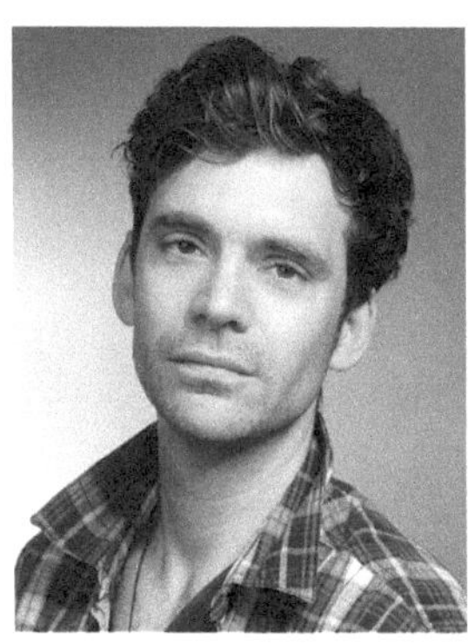

Dr. M. C. Poetzsch geboren 1976, ist seit vielen Jahren als Notfallmediziner tätig und auch als Notarzt im Einsatz. Er konnte sich zunächst überhaupt nicht entscheiden, was er tun sollte. Deshalb schrieb er sich an der Universität für Politik, Romanistik und deutsche Volkskunde ein und verreiste. In Südamerika hatte er eine plötzliche Eingebung und begann schließlich ein Medizinstudium in Buenos Aires. Dort lebte er auf einem kleinen Segelboot, machte

Musik in einer Rockband und prägte sich Abgänge von Arterien und Ansätze von Muskeln ein. Nach einem Jahr packte ihn das Heimweh und er setzte das Studium in München fort. Mittlerweile ist er Facharzt für Allgemeinmedizin und für Innere Medizin, verheiratet und hat 3 Kinder. Seit 2015 leitet er als Oberarzt die internistische Notaufnahme am Klinikum Landshut.

1
Wer A sagt…

Kennst du das auch? Wohin fährst du in den Urlaub? Welche Küche wollt ihr kaufen? Gehst du heute beim Griechen essen oder lieber beim Italiener? Dabei müsste es eher heißen: Wohin fährst du nicht in den Urlaub? Warum wollt ihr überhaupt eine Küche kaufen und was willst du beim Griechen? Bestell dir halt eine Pizza. Vom Türken.

Es gibt viele Möglichkeiten etwas falsch zu machen, nicht die richtige Entscheidung zu treffen.

Schuld ist das Internet, in dem du bei hunderten verschiedener Anbieter Reisen, Flüge und Hotels buchen kannst. Falls du dich überhaupt für ein Land entscheiden kannst. Denn davon gibt es auch viel zu viele, alle erreichbar, alles möglich. Schuld ist Deutschland: Uns geht es gut, wir können uns Reisen leisten. Hätten wir nicht 6 Wochen bezahlten Urlaub im Jahr, müssten wir uns gar

M. C. Poetzsch, *Entscheidungen*,
https://doi.org/10.1007/978-3-662-57586-4_1

nicht so viele Gedanken machen, wohin wir fahren wollen. Und eine neue Küche gäbe es auch nicht – kein Geld. Das wäre schön.

Schuld sind auch deine Eltern, die dich so verwöhnt haben. Und weil sie einfach immer schuld sind. Doch Entscheidungen und die Probleme sie zu treffen, das gab es schon immer. Das ist menschlich.

Wenn du im Netz das Wort „Entscheidung" googlest, findest du hunderte Links, Bücher und Ratgeber. Wie sollst du dich da für die beste Hilfe entscheiden? Aber immerhin scheinen sich einige mit ähnlichen Problemen herumzuschlagen. In zahlreichen Internet-Foren tauscht man sich aus und erteilt sich Ratschläge.

Vielleicht bist du gerade mit der Schule fertig und überlegst dir, was du machen sollst. Oder du sitzt über deiner Seminararbeit, während deine Freunde gerade beim Feiern sind. Möglicherweise befindest du dich auch gerade in einem Umbruch, möchtest etwas ganz anderes machen in deinem Leben? Oder du sitzt einfach vor der Speisekarte und hast überhaupt keine Ahnung, welches Gericht du bestellen sollst.

Muss man immer alles richtig machen? Abwägen, ausrechnen, ausmessen – und dann liegt die logische Konsequenz auf der Hand? Links steht das Pro, rechts das Kontra und unter dem Strich die Entscheidung? Oder aber man hört „einfach" auf sein Bauchgefühl! Das sagt einem, was man tun muss. Und schon ist man glücklich im Leben. Alles ganz einfach, oder?

Aber warum sollst du dich überhaupt entscheiden? Wer sagt denn, dass alles immer eindeutig sein muss? Wer nicht fragt, bleibt dumm. Und das heißt auch, die Dinge zu hinterfragen. Denn wer zweifelt, denkt.

2 Ich zweifle, also bin ich

Stell dir vor, du lebst in einer Welt, die so gar nicht existiert. In Wirklichkeit liegst du in einer Nährlösung und dienst als Batterie für Maschinen, die die Herrschaft über den Planeten übernommen haben. Das kommt dir bekannt vor? Kein Wunder, das ist das Thema aus dem Film Matrix. Aber wer sagt denn, dass dir nicht wirklich irgendein Bild von einer heilen Welt vorgespielt wird? Willst du weiter daran glauben oder fängst du endlich an zu zweifeln? Mit solchen Fragen hat sich schon vor über 400 Jahren der Philosoph René Descartes auseinandergesetzt.

Kannst du dem trauen, was du siehst? Der Strohhalm im Wasserglas hat einen Knick – optische Brechung. Und da wo sich dein Sehnerv im Auge befindet, ist der blinde Fleck. An dieser Stelle siehst du eigentlich gar nichts. Dein

M. C. Poetzsch, *Entscheidungen*,
https://doi.org/10.1007/978-3-662-57586-4_2

Gehirn denkt sich den Rest einfach dazu. Kannst du dich also auf deine Sinne alleine verlassen? Bist du dir sicher, dass was du siehst, hörst, schmeckst, riechst und fühlst wahr ist? Und wer sagt, dass du nicht gerade träumst, du würdest dieses Buch lesen? Dass du wirklich hier sitzt und denkst?

Wenn du zweifelst, heißt das immerhin, dass du dir Gedanken machst. Und das bedeutet, dass es dich geben muss, sonst könntest du nicht darüber nachdenken. Der Zweifel kann dich von Vorurteilen befreien und die Gewissheit erzeugen: Wenn ich an allem zweifle, muss es mich doch geben, sonst könnte ich nicht zweifeln. Deshalb solltest du nicht damit aufhören. Wenn du zweifelst, dann denkst du, und dann kannst du dir zumindest einer Sache sicher sein: Deiner Existenz.

Dann fang endlich an zu existieren.

3

Entscheidungslosigkeit in den Zeiten der Cola

Zunächst mal die gute Nachricht: Schwierige Entscheidungen gab es schon immer. Seit jeher mussten sich Menschen für oder gegen etwas entscheiden. Der Höhlenmensch (Abb. 3.1) musste den Zeitpunkt festlegen, wann er die sichere Heimstatt verlässt, um auf die Jagd zu gehen, der Ritter musste entscheiden, ob er in den Krieg zieht, da ein Herrscher die Entscheidung getroffen hatte, eine andere Burg anzugreifen. Der Dichter konnte sich nicht nur für eine Frau entscheiden und schrieb beiden Gedichte, weshalb er am Ende alleine dastand. Freiheitskämpfer entscheiden sich für die Revolution, Politiker verabschieden Gesetze. Daran hat sich auch in den letzten Jahrzehnten nichts geändert und das wird auch so bleiben.

Dein Verhalten bei Entscheidungen ändert sich trotzdem, weil sich die Gesellschaft verändert, und das immer

M. C. Poetzsch, *Entscheidungen*,
https://doi.org/10.1007/978-3-662-57586-4_3

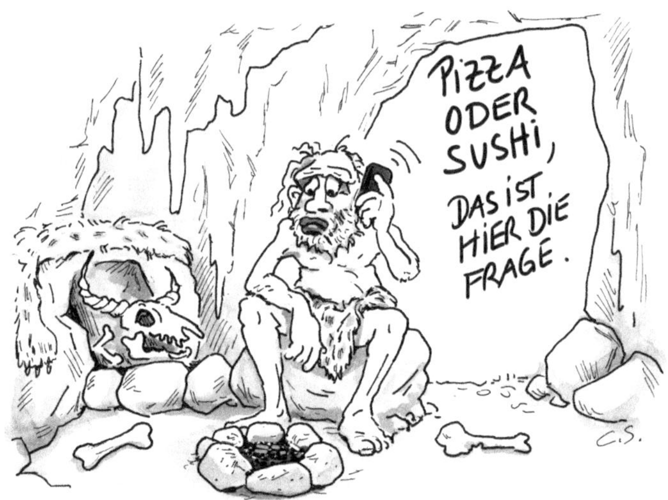

Abb. 3.1 Die großen Fragen der Menschheit

schneller. Es geht um Leistung und Schönheit, Perfektion und Schnelligkeit. Du willst so individuell wie möglich sein? Darin unterscheidest du dich nicht von allen anderen, der Druck aber bleibt. Alle sind frei, kauf dir, was du willst. Nur was?

Früher war alles besser

Wärst du vor ein paar hundert Jahren in einem Dorf aufgewachsen, hättest du vielleicht *ein* Mädchen gesehen, das du sehr schön findest. Frauen, aus der Stadt, aus anderen fernen Ländern? Fehlanzeige. Doch du musstest dich gar nicht entscheiden. Deine Familie hatte bereits die Wahl getroffen. Vielleicht musstest du dich mit einer anderen zufrieden stellen, der Rest waren Träume. Deine schulische Laufbahn war vorbestimmt, so wie auch dein späterer Beruf. Es war völlig klar, dass du das Gleiche wie dein Vater machst, was auch schon dein Großvater und dessen Vater gemacht haben. Mit der Frau, die man für dich ausgesucht hat, hast du dich gut verstanden. Sie hat dir gesunde Kinder geboren und irgendwann habt ihr euch sogar geliebt. Dein ältester Sohn hat wieder den gleichen Beruf wie du ergriffen. Das war gut so. Als du alt geworden bist, hat deine Familie für dich gesorgt, etwas anderes wäre gar nicht infrage gekommen, denn eine andere Möglichkeit gab es nicht.

Heute kannst du dich selber entscheiden, wen du heiratest, wann du heiratest und ob du dich überhaupt binden willst. Es gibt noch so viel, was du erleben kannst. Warum auf irgendetwas festlegen?

Du bist in einem liberalen Elternhaus groß geworden, deine Eltern haben dich selten zu etwas gezwungen. Das meiste wollten sie mit dir besprechen, was du oft nicht verstanden hast. Als sie dich gefragt haben, auf welche Schule du gehen möchtest (Montessori oder Waldorf, staatlich oder privat), hast du keine Antwort gewusst. Es gab auch nicht eine Gesamtschule, sondern viele. Auf einer davon hast du deinen Abschluss gemacht und dann die obligatorische Weltreise, was gar nicht so außergewöhnlich war, weil das alle so gemacht haben. In tausend verschiedenen Möglichkeiten von Reiseländern, die alle gleich individuell waren, hast du lauter Leute getroffen, die genauso drauf waren wie du. Ihr habt darüber geredet, was ihr mal machen wollt im Leben und festgestellt, dass ihr alle keinen Plan habt. Nur in einem wart ihr euch einig: Es musste etwas ganz Besonderes sein. Deshalb hat ein Teil noch ein Praktikum in einem Kindergarten in Bangladesh absolviert, während die anderen in Australien bei der Ernte geholfen haben. Hinterher waren sich alle einig, dass es die „Erfahrung ihres Lebens“ gewesen war.

Jetzt hast du dich für ein Studium eingeschrieben oder absolvierst eine Ausbildung. Es interessiert dich, aber du bist noch nicht sicher, ob es auch wirklich das Richtige für dich ist. Es gibt noch so viele andere Ausbildungen und Studiengänge.

In einem Jahr planst du ein Sabattical. Falls sich doch die spontane Möglichkeit ergeben sollte, dass du Kinder bekommst, wirst du mit ihnen um die Welt reisen. Zum Glück hast du dich aber noch nicht auf eine feste Beziehung festgelegt, so bleibt dir alles offen. Seit einiger Zeit schaust du dich auch in Internet-Foren um, und stellst fest: Immer, wenn du Kontakt zu einem interessanten Menschen aufnehmen möchtest, findest du einen weiteren, der noch besser zu dir passt. Wie sollst du jemals den richtigen Partner für dich finden? Eine unendliche Auswahl an mehr oder weniger passenden Menschen.

Fortschritt durch Technik? Geschlechter mit Verkehr?

Wenn du abends alleine zu Hause bist, fühlst du dich angespannt. Du hast das Gefühl, dass dir deine Zeit davonläuft. Eigentlich willst du zum Sport, ins Fitness-Studio oder vielleicht zum Yoga, aber ständig bekommst du Meldungen auf dein Handy. Vielleicht ist etwas Wichtiges dabei? Du vermutest einen neuen

Terror-Anschlag, aber es ist nur der Post eines Freundes: „Waren gerade beim Italiener. Endlich mal wieder Pizza! Lecker.“ Interessant. Du könntest auch zum Italiener, in deinem Viertel gibt es drei, aber da fällt dir ein, dass du erst letzte Woche bei deinem Kurz-Trip nach Rom Pizza essen warst. Während du online deine Kontoauszüge durchgehst, weil dir in diesem Zusammenhang deine Kreditkartenabrechnung eingefallen ist, laufen im Fernsehen die Nachrichten: irgendetwas über Thailand. Da wolltest du nächstes Jahr hinfliegen. Aber warum nicht gleich? Das geht ja., Du schnappst dir die Yoga-Matte und machst dich auf den Weg zum Italiener. Das Fitness-Studio hat schon geschlossen. Was du in den letzten drei Stunden gemacht hast? An Urlaub gedacht, dabei Nachrichten verzehrt. Irgendwie bist du hungrig. Manchmal wünschst du dir, du würdest in einem Dorf in den Bergen leben. Vor ein paar hundert Jahren. Und niemand hätte dir gesagt, was man nicht tun muss.

Das böse Internet

Wenn du dir eine Liste machen würdest, von den bösen Dingen, die dazu beitragen, dass es immer schwerer wird, Entscheidungen zu treffen, das Internet stünde vermutlich ganz oben. Ist ja klar: Das Internet ist schuld, dass du immer mit allen verbunden sein kannst. Das Internet ist auf deinem Handy, auf dem Computer in deiner Arbeit, in deinem Haus, auf deinem Fernseher, in deinem Bett. Alle schreien Digitalisierung.

Digital wirst du gesteuert, digital wirst du gefeuert.

Das Netz bietet dir die Möglichkeit, jedes Angebot mit einem andern zu vergleichen, jeden Flug dreimal zu checken, jede Zugverbindung viermal zu ändern, Nachrichten von überall, jederzeit, jedes Thema. Ungefilterte Meldungen schaffen ungefilterte Ängste. Und das in unbegrenzter Auswahl.

Bei Kindern ist das noch schlimmer, sie sind von den vielen Möglichkeiten überfordert und gelähmt. Und wenn schon die Eltern im Netz hängen bleiben und jedes Paar Schuhe wieder zurückschicken, weil sie sich für nichts mehr entscheiden können, wie sollen es ihre Nachkommen lernen? Sollten Eltern nicht mal Vorbilder sein anstatt sich ständig mit ihren Kindern zu identifizieren? Und was werden diese Kinder ihren Töchtern und Söhnen beibringen? Wahrscheinlich werden sie einmal sagen: Das war eine schlimme Zeit, wir machen das ganz anders. Und dann werden sie ihre Computer verbrennen, Bärte tragen und laut klassische Musik hören.

Natürlich ist das Internet nicht nur schlecht. Möglicherweise führt es auch dazu, dass du bestimmte Dinge, wie zum Beispiel Entscheidungsprobleme von anderen Menschen, verstärkt wahrnimmst. Kommunikation ist ein zentraler Bestandteil der menschlichen Zivilisation. Wer würde sich heute über Telegraphie aufregen? Oder über die Post? Lebewesen wollen in irgendeiner Form Nachrichten übertragen. Jetzt sind es nur leider viel zu viele Nachrichten. Was willst du dagegen tun? Auf Brieftauben umsteigen? Lieber ein Handy ohne Internet-Zugang. Oder gar keins, dafür zu Hause einen Anrufbeantworter. Und statt digitaler Musikvorgaben der Konzerne die

Plattensammlung deines Vaters herausholen. Selber eine Platte auswählen und auflegen. Dabei keine Nachrichten hören.

Die bösen Medien

Punkt zwei auf der bösen Liste sind die Medien. Weil die immer präsent sind, zum Beispiel über das Internet (hatten wir schon), bekommst du ständig Nachrichten. Hat man dich überhaupt gefragt, ob dich das interessiert? Wer hat verlangt, dass in der U-Bahn ein Monitor aufgehängt wird, auf dem sich durchgehend Werbung und Weltgeschehen abwechseln?

> Hört auf, uns ständig mit Meldungen zu tyrannisieren!

Wie wäre es mit nur einem Mal am Tag Nachrichten? Vielleicht durch die raschelige Zeitung mit freier Auswahl der Artikel – wobei das womöglich wieder zu Überforderung führen könnte. Verbanne alle anderen Dienste von deinem mobilen Gerät und führe wieder ein Leben ohne Angst. Falls etwas Schlimmes passiert, wirst du es bestimmt erfahren. Aus dem Radio. Oder von deinem Nachbarn.

Die böse Globalisierung

Ständig wirst du mit globalen Unsicherheiten konfrontiert: Der Klimawandel, die vielen Flüchtlinge, Krieg, Terrorismus, Atomwaffen und Kernkraftwerke. In der Politik hat jede Entscheidung komplexe Auswirkungen.

Schuld ist die Globalisierung – aber niemand weiß genau, was das eigentlich heißt. Dein Leben ist bestimmt von Prognosen über Auswirkungen, die du nicht verstehst. Da bringt der Blick auf die Wetter-App noch die größte Sicherheit. Die Meldungen brechen ungefiltert über dich herein wie ein Gewitter und erzeugen Angst. Dabei gab es schon immer Probleme. Wenn es in der Steinzeit ein Unwetter gab, und Blitze einschlugen, dürfte das die Menschen ziemlich beunruhigt haben. Sie hatten keine Meteorologen oder ein Handy und fürchteten den Zorn der Götter. Sie konnten nicht voraussehen, ob und wann sich der Sturm wieder legen würde. Also, kann es dir eigentlich auch egal sein. Wenn ein Gewitter hereinbricht, stell dir einfach vor, Zeus ist mal wieder sauer und wirft Blitze. Oder frag ein Orakel. Das wird dir sagen, wer eigentlich schuld ist an allem: Du selbst. Und Donald Trump natürlich.

Wer hat dich denn gezwungen, ein Handy zu kaufen, Geld zu verdienen und ständig in den Urlaub zu fahren? Die Konsumgesellschaft? Menschen waren schon immer verunsichert. Morgens haben sie nicht auf ihre Tablets gestarrt, aber in die Zeitung. Sie haben sich keine Emails geschrieben, aber Briefe. Und Angst hatten sie auch: Vor Plünderern und Piraten, vor Krankheiten und Seuchen. Umweltkatastrophen brachen plötzlich herein, genauso wie Hungersnöte. Es gab zwar keine Globalisierung, aber ein Vulkanausbruch hatte globale Folgen. Halb Europa ist an der Pest gestorben.

Statt Terroristen gab es Hexenverfolgung und einen 30-jährigen Krieg.

Warum solltest du heute also mehr verunsichert sein? Gegen die spanische Grippe ist Donald Trump ein Witz. Also hör endlich auf, die Globalisierung oder das verdammte Internet für deine Entscheidungs-Probleme verantwortlich zu machen. Schalt halt deinen Computer aus, wenn er dich stört.

Freiheit, Brüderlichkeit und Unentschlossenheit

Doch so einfach ist es nicht. Freiheit ist ein wichtiger Wert, ohne Zweifel. Das bedeutet auch, die Freiheit zu haben sich zu entscheiden. Im Prinzip sind Menschen glücklicher je mehr Türen ihnen offenstehen. Wenn es aber zu viele Türen gibt, dann sehen wir den Wald vor lauter Bäumen nicht mehr. Das überfordert uns, wir geraten in Freizeitstress. Am Schluss bleibt Frustration, geistige Lähmung und sogar Depression. Brüderlichkeit, Gleichheit und – Unentschlossenheit? Was ist da schiefgelaufen?

Mit einem Coffe-to-go rasen wir zum Meeting. Dabei ziehen wir uns Hörbücher rein über „Bauchentscheidungen". Schön, dass andere alles richtig machen.

> Dein Bauch spricht nicht mit dir, dafür aber dein Smartphone.

Dein Handy zeigt dir Nachrichten aus aller Welt und bietet 37 verschiedene Bewertungen zu dem Buch „Risiko", das du dir gerade noch kaufen wolltest. Aber irgendwo zwischen Klimawandel und Klimakterium, nein, das ist blöd – zwischen irgendwas und noch etwas anderem hast du vergessen…was hast du vergessen? Beschwerde an das Zentrum für Risikokompetenz – es funktioniert nicht.

Falls du dich damit quälst, Entscheidungen zu treffen oder eher sie nicht zu treffen, dann erst einmal die gute Nachricht: Du bist nicht allein. Auch wenn es naheliegt das Internet verantwortlich zu machen – Entscheidungslosigkeit, das gab es schon immer. Auch berühmte historische Persönlichkeiten waren davon betroffen. Und die mussten sich nicht zwischen vier verschiedenen Handyverträgen entscheiden oder eine Urlaubsreise auf die Kanaren planen. Es ging darum Rom anzugreifen, König zu werden oder einfach mal jemandem die Meinung sagen.

4

Der Cunctator

Wir schreiben das Jahr 216 v. Chr. Du stehst mit deinen Truppen dem gefürchteten Hannibal gegenüber. Er hat mit seinem Heer die Alpen überquert und zieht nun plündernd durch Italien. Du bist ihm zahlenmäßig überlegen, du könntest ihn jetzt angreifen. Eine leichte Brise weht vom Meer herüber, die Zeichen stehen günstig. Deine Männer erwarten den Befehl zum Angriff. Also – worauf wartest du noch? (Abb. 4.1).

Im alten Rom gab es tatsächlich einen Feldherrn, der hat durch seine Art, Entscheidungen nicht zu treffen, alles richtig gemacht. Das hat ihm im Nachhinein den Beinamen „Der Zauderer“ beigebracht und das als Lob. Dadurch hat

M. C. Poetzsch, *Entscheidungen*,
https://doi.org/10.1007/978-3-662-57586-4_4

ICH KAM, SAH UND WUSSTE NICHT,
WAS ICH TUN SOLL.
C.S.

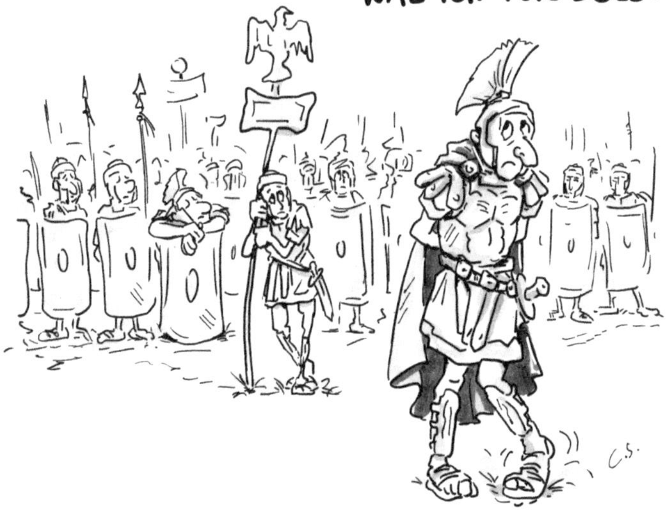

Abb. 4.1 Quo vadis?

er wahrscheinlich Hannibal im 2. Punischen Krieg besiegt und das römische Imperium gerettet. Die Geschichte hätte vielleicht eine völlig andere Wendung genommen, hätte dieser Mann nicht gezaudert und gezweifelt. So wurde aus Quintus Fabius Maximus Verrucosus: Der „Cunctator". Der ursprüngliche Beiname dieses römischen Feldherrn; Verrucosus – der Bewarzte, geriet dabei fast in Vergessenheit.

Der 2. Punische Krieg

Im Jahr 218 v. Chr. hat Hannibal aus Karthago im heutigen Spanien Fuß gefasst. Hannibal ist ein General aus Karthago, das Haupteinflussgebiet dieses mächtigen Reiches war eigentlich Nordafrika. Nun nimmt Hannibal nach 8-monatiger Belagerung die Stadt Sagunt im heutigen Spanien ein. Es gibt zwar kein Bündnis mit Rom, aber denen sind die Karthager auf dem europäischen Festland ohnehin zu mächtig. Entgegen allen, die zur Vorsicht mahnen, fordert Rom die Auslieferung Hannibals. Das lehnt man in Karthago natürlich ab. Rom erklärt Karthago den Krieg. Der 2. Punische Krieg hat begonnen.

Das römische Heer ist den Gegnern an Stärke deutlich überlegen. Deshalb fasst Hannibal einen mutigen Entschluss: Um einem römischen Angriff zuvorzukommen, überquert er mit ungefähr 50.000 Mann, Reitern und Elefanten die Alpen. Das Ganze ist ziemlich verlustreich, ein Keltenstamm muss unterwegs besiegt werden, die Elefanten stürzen in Schluchten, aber Ende des Jahres ist Hannibal in der Po-Ebene angekommen. Nun zieht er plündernd und brandschatzend durch Italien. In Rom macht sich Panik breit. Wer kann sich dem Mann aus Afrika entgegenstellen? Man wählt einen „Diktator" – Quintus Fabius Maximus. Er entstammt dem Geschlecht der Fabier, aristokratische Oberschicht, und hat bereits eine Musterkarriere hingelegt. Ihm zur Seite gestellt: Quintus Marcius als Oberbefehlshaber der Kavallerie, magister equitum (Reitoberst). Hannibal gewinnt indessen Schlacht um Schlacht, lockt das römische Heer am Trasimener See in einen Hinterhalt und reibt die Legionen auf. Der Untergang Roms scheint bevorzustehen.

Hannibal ist noch nicht vor den Toren Roms, aber er stellt eine große Gefahr dar.

Jetzt schnell die entscheidende Schlacht schlagen?

Soll man alles auf eine Karte setzen? Hannibal mit einer Übermacht zerdrücken und vernichtend schlagen? Der nimmt derweil wichtige Städte in Italien ein und versucht die römische Einheit zu zerstören, indem er die Bündnispartner auf seine Seite zieht. Die fühlen sich von Rom in Stich gelassen. Doch Fabius greift Hannibal nicht an, wartet ab. Seine Strategie ist gefährlich. Er glaubt aber, dass er die Karthager in einer offenen Schlacht nicht besiegen wird.

Er zaudert und zögert. Zu viele Schlachten auf römischen Boden sind bereits verloren. Fabius Maximus möchte Hannibal zermürben. Er beobachtet das Ganze aus sicherer Entfernung, verwickelt die Soldaten in kleinere Scharmützel, greift versprengte Einheiten an, eine Zermürbungstaktik. Doch Hannibal hat noch genug Nachschub und plündert weiter. Schließlich gelingt es Fabius, Hannibals Truppen einzukreisen. Doch wieder greift er nicht an, und Hannibal entwischt durch die sogenannte „Ochsenlist“: Nachts binden die Karthager einer Herde Ochsen Fackeln an die Hörner und leiten so das römische Heer in die Irre. Hannibal entkommt und Fabius wird nun in Rom als „Cunctator“, Zauderer, verspottet.

Reitoberst Marcius spricht nun offen von Feigheit und wird in Rom quasi als zweiter Diktator gewählt. Der soll jetzt den Männern aus Karthago mal so richtig einheizen.

Starker Mann, starke Entscheidungen?

Marcius greift ein paar versprengte Einheiten an und besetzt einen verlassenen Stützpunkt der Karthager. Keine große Schlacht, doch Rom jubelt – endlich wird gehandelt. Marcius hat jetzt Oberwasser und nutzt die nächstbeste Gelegenheit, um sich Hannibal in einer offenen Schlacht entgegenzuwerfen. Endlich: Die Entscheidungsschlacht. Ein gewaltiges Heer von 80.000 Mann steht in der Schlacht von Cannae gerade einmal halb so vielen karthagischen Kämpfern gegenüber. Doch Hannibal gelingt es wieder, die römischen Soldaten einzukesseln und sie vernichtend zu schlagen. Der forsche Marcius kann gerade noch vom Zauderer Fabius gerettet werden, der mit seinem Heer in das Kampfgeschehen eingreift.

Jetzt ist Quintus Fabius wieder am Ruder und seine Strategie des Zauderns erscheint den Römern genial und fast göttlich inspiriert. Fabius hatte Recht: Eine offene Schlacht gegen Hannibals strategisches Geschick scheint unmöglich. Fabius hat jetzt die volle Befehlsgewalt. Und was ist seine erste Amtshandlung? Geht es jetzt mit einer römischen Übermacht gegen Hannibal?

Nein! Erstmal gibt es einen pax deorum – Friede mit den Göttern. Nächster Schritt: Befragung der Sibyllinischen Bücher, dann supplicatio (Bittfest) und lectisternium (Göttermahl) und obendrauf noch ein ver sacrum, eine Art heiligen Schwur: Wenn der Staat in den nächsten 5 Jahren erhalten bleibt, Opferung alles Herdenviehs eines Frühjahrs. Außerdem: Tempelbau.

Klingt das sinnvoll? Ist das eine militärische Strategie? Doch in Rom gab es eine Glaubenskrise, schließlich zieht gerade ein Mann aus Afrika mit seinen Truppen durch das Land, verwüstet Städte und Dörfer und gewinnt jede Schlacht, egal wie viele Soldaten Rom dagegen aufbringt.

Hannibal ante portas!

Immer wieder wird die Frage gestellt: Warum hat Hannibal Rom nicht angegriffen? Hatte er den Sieg gegen das römische Imperium nicht auf der Hand? Aber „Hannibal ante portas!" hieß eigentlich „Hannibal ad portas!". Hannibal bei den Toren! trifft es auch besser. Der Feldherr aus Karthago hat die Stadt nur einmal zum Schein angegriffen. Er hatte nach der verlustreichen Alpenüberquerung und vielen einzelnen Schlachten gar nicht mehr die Mittel und Stärke, Rom anzugreifen. Dass muss Fabius Maximus einkalkuliert haben bei seiner Zermürbungstaktik.

Nachdem in Rom erst einmal der Friede mit den Göttern wiederhergestellt ist, gerät Hannibal zunehmend in die Defensive. Endlich gibt es eine Strategie, die aufgeht: Fabius und Marcius als „Schild und Schwert" Roms. Der Cunctator zögert, greift Hannibal weiter nicht an, heftet sich aber an seine Fersen und zermürbt ihn langsam. Währenddessen erobert Marcius die übergelaufenen Städte nach und nach zurück. Hannibal gelingt es in den nächsten Jahren nicht mehr genügend römische Gemeinden und Städte auf seine Seite zu ziehen, er reibt sich auf.

Der Cunctator Fabius Maximus gewährt Rom die dringend notwendige Verschnaufpause. Hannibal gelingt es nicht, das Imperium zu Fall zu bringen. Schließlich greift Rom in Nordafrika an und Hannibal wird zurückbeordert. Unter Scipio siegen die Römer in der entscheidenden Schlacht bei Zama. Karthago ist geschlagen. Das römische Reich bleibt bestehen.

Im Nachhinein zeigt sich: Das Abwarten hat sich gelohnt. Fabius ist in der Erinnerung verklärt worden zum Standbild für Charakterfestigkeit, Ausdauer und Prinzipientreue. Sanftmut in der Kindheit, Beharrlichkeit und Charakterstärke als Mann und vielleicht Trägheit im Alter. Aber was soll's: Der Cunctator hat den scheinbar unschlagbaren Hannibal durch seine zurückhaltende Taktik zermürbt. Er hat eben nicht die Entscheidung gesucht. Der Zweifler siegt über den Entschlossenen und rettet so Rom. So wird aus dem Spottname ein Ehrentitel.

Schnelle Entscheidungen müssen nicht die besseren sein.

Manchmal kann es vernünftiger sein, abzuwarten. Dann kann man auch mal das römische Weltreich retten.

5

Was heißt entscheiden?

Inhaltsverzeichnis

Der Cunctator hat sich im Kampf gegen Hannibal nicht zu einem unüberlegten Angriff hinreißen lassen. Er hat keine schnelle Entscheidung getroffen. Hat er überhaupt gehandelt? Was heißt das überhaupt: eine Entscheidung treffen?

Damit es zu einer Entscheidung (Abb. 5.1) kommen kann, musst du eine Wahl zwischen mindestens zwei Alternativen haben. Es muss ja nicht immer um das römische Weltreich gehen. Auch die kleinen Dinge müssen

M. C. Poetzsch, *Entscheidungen*,
https://doi.org/10.1007/978-3-662-57586-4_5

COOKIE ZIMT KARDAMOM
ODER KÄSEKUCHEN CHERRY?
ICH KANN MICH EINFACH
NICHT ENTSCHEIDEN …
VANILLE?

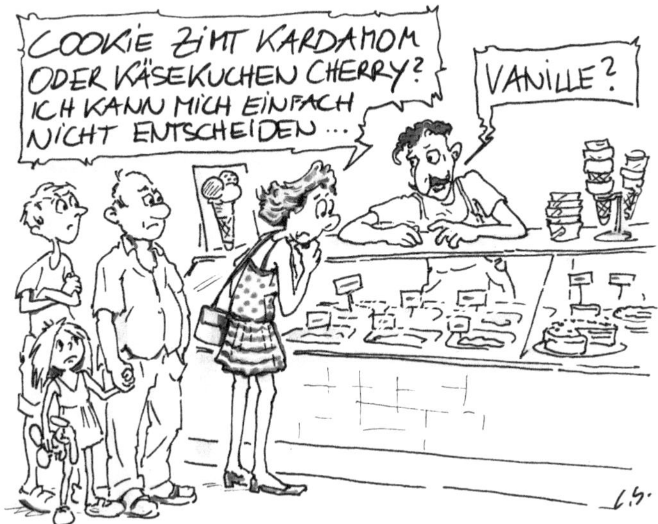

Abb. 5.1 Eis, zwei oder drei? Du musst dich entscheiden!

entschieden werden, zum Beispiel: Willst du das kleine oder das große Eis? Das ist noch ganz einfach, zumindest für Kinder. Erwachsene fangen an zu überlegen, ob sie nicht auf ihre Linie achten sollen. Schwieriger wird es bei der Frage: Vanille oder Schokolade? Und schier unmöglich ist es spätestens dann, wenn man vor der italienischen Eistheke mit 50 verschiedenen Sorten steht, die alle sehr lecker aussehen. Da kann man auch mal nach professioneller Hilfe verlangen.

Dein Verhalten kann bewusst und zielorientiert oder eher unbewusst erfolgen. Das Ganze interessiert nicht nur Psychologen, sondern auch Leute aus den Branchen der Ökonomie und dem Management, der Mathematik und

Statistik. Und auch in der Philosophie ist Entscheidungsforschung ein wichtiger Bereich. Um zu verstehen, wie Menschen Entscheidungen treffen, fragen sich schlaue Menschen: Wie soll man sich verhalten? Nach welchen Regeln, also Normen. Das heißt dann *normative Entscheidungsforschung*. Wenn du aber wissen willst, wie du dich entscheidest, dann geht es um *deskriptive Entscheidungsforschung*. Und *präskriptiv* schließlich bedeutet, Unterstützung bei schwierigen Entscheidungen, zum Beispiel durch Entscheidungsanalysen. Das sind keine klaren Handlungsempfehlungen, sondern sieht erst mal aus wie Mathematik.

5.1 Die Entscheidungsformel

Wenn du in deinem Leben eine wichtige Entscheidung triffst, wird es immer eine gewisse Unsicherheit geben. Es wäre doch auch langweilig, wenn du immer schon vorher wüsstest, was passieren wird. Jetzt aber die gute Nachricht. Es gibt eine Entscheidungsformel, nach der du deine Entscheidungen treffen kannst. Sie lautet:

$$\max_a \phi(A_a) = \max_a E\left[U(\underset{a}{\widetilde{x}})\right]$$

(Version von Bernoulli-Prinzip vom 19.02.2018, https://wirtschaftslexikon.gabler.de/definition/bernoulli-prinzip-30730/version-254306)

Damit ist dann wohl alles klar. Nie mehr Entscheidungsprobleme. Wenn es mal schwierig wird, einfach an die Formel denken, Probleme einsetzen, Gleichung auflösen nach max = max, und schon hast du die Lösung für dein Problem. Wenn es schwierig wird, einfach deinen Physiklehrer anrufen.

Ok, es ist nicht ganz so einfach. Vor ein paar hundert Jahren hat ein gewisser Bernoulli die sogenannte Erwartungsnutzentheorie formuliert, auch *Bernoulli-Prinzip* genannt. Das sagt im Grunde: Derjenige, der eine Entscheidung trifft, überlegt, welche Option den größten Nutzen bringt. Das macht er dann. Er handelt somit nutzen-maximierend. Das ist normative Entscheidungtheorie. Ob Menschen tatsächlich so rational entscheiden können, ist fraglich. Die deskriptive Entscheidungstheorie untersucht dagegen empirisch die Frage, wie Entscheidungen in der Realität tatsächlich getroffen werden.

5.2 Sicherheit, Risiko, Ungewissheit

Generell kannst du eine *Entscheidung unter Sicherheit* treffen, dann weißt du vorher, was passiert, kannst also sämtliche Konsequenzen aus einer Handlung voraussagen. Das ist fast nie der Fall. *Ich entscheide mich, in diesen Zug zu steigen, weil ich weiß, dass er nach Berlin fährt.* Wenn du aber nicht mit Sicherheit weißt, was passiert, wohin der Zug fährt, dann ist das eine *Entscheidung unter Unsicherheit*: Bei einer Entscheidung unter Unsicherheit unterscheidet man weiter zwischen:

- *Entscheidung unter Risiko*: Es gibt eine Wahrscheinlichkeit für die möglicherweise eintretende Situation, und die ist bekannt. Das heißt, du weißt, dein Zug fährt mit

50 %iger Wahrscheinlichkeit nach Berlin, immerhin. Zu 50 % fährt er aber nach München. Dann kannst du dir überlegen, ob du einsteigst oder nicht.

- *Entscheidung unter Ungewissheit:* Du kennst zwar die möglicherweise eintretende Situation, du weißt aber nicht, mit welcher Wahrscheinlichkeit das Ereignis eintritt. Die Reise geht vielleicht nach Berlin oder München – aber der Schaffner kann dir gar nicht sagen, welches Ziel wahrscheinlicher angefahren wird.

Dass Menschen immer nach dem Modell der Nutzenmaximierung handeln, also immer nur die Option mit dem größten möglichen Nutzen wählen, kann man sich kaum vorstellen. Menschen sind keine Maschinen, die alle Möglichkeiten für eine Entscheidung nach Wert und Wahrscheinlichkeit der Konsequenzen beurteilen und die Wahl treffen nach dem Motto: Kosten minimieren, Nutzen maximieren und am Ende steht der Gewinn. Das nennt sich dann *rationale Erwartungsnutzentheorie.*

Als Alternative dazu gibt es die *Neue Erwartungstheorie (Prospect Theory).* 2002 gab es dafür sogar den Nobelpreis in Wirtschaftswissenschaften. Es geht zunächst mal um die Frage, wie sich Menschen in Situationen entscheiden, bei denen sie die Wahrscheinlichkeiten für bestimmte Optionen kennen (*Entscheidung unter Risiko*). Dabei kam heraus, dass die meisten eben nicht rational entscheiden. Bei einem möglichen Gewinn haben die untersuchten Personen meist die sichere Variante gewählt. Sie hatten nämlich mehr Angst etwas zu verlieren (*Verlustaversion).* Wenn es aber nicht um einen Gewinn, sondern um einen möglichen Verlust ging, wurde eher auf Risiko gesetzt. Daraus hat man gefolgert, dass Verluste stärker bewertet werden als Gewinne. Das ist vielleicht durch die Evolution erklärbar: Die Bedrohung abwehren, dann die Chancen wahrnehmen. Also erst einmal vor dem Bären davonlaufen, dann Futter suchen. Wenn aber alle Optionen irgendwie schlecht sind, werden Menschen risikofreudig. Das heißt dann, den Bären angreifen, wenn es keine Möglichkeit gibt, davonzulaufen.

Außerdem kam heraus, dass Menschen etwas nicht mehr gerne hergeben wollen, wenn sie es erst einmal besitzen. Klar, wenn du den Bären selbst erlegt hast, willst du das Bärenfell sicher nicht mehr so einfach herschenken.

Was du besitzt, erscheint dir wertvoller.

Das wird als *Endownment-Effekt* bezeichnet. Und wenn du dich dafür noch angestrengt hast, dafür gearbeitet hast, dann wird es dir „lieb und teuer" sein. Je nachdem, wie du an das Bärenfell gekommen bist, bewertest du den Nutzen davon. Allgemein spricht man hier von *Ursprungsabhängigkeit.*

5.3 Wiener Schnitzel

Um noch mehr aus der psychologischen Entscheidungsforschung zu erfahren, musst du keinen Bären erlegen. Gehe einfach in ein Lokal und bestelle dir ein Schnitzel. Dazu musst du erst einmal Informationen aufnehmen und verarbeiten – Blick auf die Speisekarte. Dann kommt es zur Entscheidung durch bestimmte kognitive Funktionen mit dem Ziel, das Schnitzel zu bestellen. Dabei triffst du eine Auswahl aus mehreren Handlungsmöglichkeiten hinsichtlich deiner Präferenz – Schnitzel! – schmeckt ja auch am besten. Für eine Entscheidung braucht es immer Wissen, in diesem Fall eine Speisekarte und eine Motivation: Hunger. Das Ganze noch mal durchgekocht mit Emotionen, zum Beispiel Freude über den netten Kellner – fertig ist die Entscheidung. War das freier Wille? Prinzipiell möglich, aber wie du siehst, spielen da ziemlich viele Faktoren mit. Und das hat dir jetzt geholfen? Eher unwahrscheinlich. Die Aussage lautet höchstens:

Eigentlich ist es egal, was du bestellst, ein Schnitzel wäre sowieso immer das Beste gewesen.

Also, gar nicht nachdenken: machen, essen, fertig.

Wenn du mal gar nicht weiter weißt, was du bestellen sollst, dann zeichne doch einfach eine Entscheidungsmatrix auf den Bierdeckel (Tab. 5.1):

Tab. 5.1 Entscheidungsmatrix „Wiener Schnitzel"

	Es schmeckt	**Es schmeckt nicht**
Wiener Schnitzel	Satt und glücklich	Höchste Empörung
Fisch	Satt	Verstörende Empörung

Das Ganze nennst du **„Wiener-Schnitzel-Matrix"** und hoffst, dass das in die Entscheidungsforschung eingeht. Zum aktuellen Zeitpunkt ist dafür noch kein Nobelpreis vorgesehen

5.4 Und wenn der Koch krank ist?

Halt! So einfach kann es nicht sein. Deshalb noch mal von vorn: Du hast ein Ziel, das heißt Restaurant. In deinem Gehirn baust du dir ein mentales Konstrukt, das einen wünschenswerten Zustand darstellt, den du erreichen möchtest: Ein Teller mit Essen, das schmeckt. Dafür gibt es Argumente, die deine Entscheidung begründen, zum Beispiel der nette Kellner und vor allem die gute Qualität des Essens in dem Lokal. Indem du ein Gericht bestellst, ergeben sich bestimmte Konsequenzen. Das ist der Zustand, der sich als Folge der gewählten Option ergibt. Du vergleichst und bewertest die Optionen, daraus ergibt sich deine Präferenz und ein subjektiver Nutzen. Im Grunde heißt es: Was kann sich bei den verschiedenen Optionen für mich ergeben, was ist am besten für mich? Dazu kann ein Ereignis eintreten, das du nicht beeinflussen kannst, zum Beispiel, dass der der Koch heute krank ist.

Die Entscheidung selbst kann in einem oder mehreren Schritten erfolgen. Es kann sich um Routine-Entscheidungen handeln: Ohne dass du groß darüber nachdenkst, setzt du dich in deinem Lokal an deinen Stammplatz. Dann entscheidest du *stereotyp*, weil die Auswahl des Gerichtes nach erlernten und eingespielten Mustern erfolgt. Oder möchtest du heute darüber nachdenken und eine *reflektierte Entscheidung* treffen. Konstruktiv entscheiden bedeutet, dass dir Optionen und Präferenz noch nicht klar sind. Du musst deine grauen Zellen anstrengen, hast den höchsten kognitiven Aufwand, und der macht dich so richtig hungrig, was bedeutet, dass du doch wieder einmal stereotyp entscheidest. Du ahnst es: Schnitzel!

Für deine Entscheidung spielen außerdem persönliche Wertvorstellungen eine Rolle. Du könntest zum Beispiel ein überzeugter Vegetarier sein. *Ethische und moralische Prinzipen* wie Gleichheit, Gerechtigkeit oder Nutzen für die Allgemeinheit müssen auch noch bedacht werden. Dann kommen noch Emotionen dazu: Stimmungen und Affekte können deinen Entscheidungsprozess beeinflussen, obwohl sie mit der Entscheidung an sich gar nichts zu tun haben (*inzidentelle Emotionen*). Affekte wie Furcht oder Ekel können sehr schnell eine Entscheidung hervorrufen, im Gegensatz zu Gefühlen, die moralische Normen verletzen, wie Scham oder Mitleid.

Und schließlich kommt es immer auch auf das Wetter an.

An einem grauen Regentag empfinden Menschen ihre allgemeine Lebensqualität insgesamt schlechter als wenn die Sonne scheint. Macht das Sinn? Es regnet heute, deshalb finde ich mein Leben scheiße. Nun ja, wir sind halt keine Maschinen.

6 Der Winterkönig

Wertvorstellungen, moralische Prinzipien, Emotionen – das beschäftigt Menschen damals wie heute.

Stell dir vor, du bist Fürst Friedrich. Es ist das Jahr 1618, du sitzt fröstelnd in deiner pfälzischen Burg, da kommt ein Bote und bringt dir die Nachricht: Du bist zum König von Böhmen gewählt! Nimmst du die Wahl an? Willst du ein richtiger König werden?

Aus dem Bauch raus: Ja! Natürlich nehme ich die Wahl an. Die Pfalz ist zwar ganz nett, aber nur ein Fürstentum. Sonst werde ich immer nur ein Fürst bleiben. König ist doch viel besser. Reicht dir denn nicht, was du hast? Wie kommt es dazu?

Mit 18 bist du volljährig und damit der neue Kurfürst der Pfalz. Für eine ordentliche Erziehung hat man dich nach Frankreich geschickt. Dort bist du aufgewachsen,

M. C. Poetzsch, *Entscheidungen*,
https://doi.org/10.1007/978-3-662-57586-4_6

sprichst die Sprache des Hofs und der Politik. Als du in die Pfalz zurückkommst, weil dein Vater jung stirbt, ist erst einmal nicht klar, wer jetzt auf dich aufpasst. Sie streiten, zerren an dir, bis du endlich volljährig bist. Die Pfalz ist zwar kein Königreich, nimmt aber als calvinistisch geprägtes Land gegen das katholische Bayern und den katholischen Kaiser eine führende Position unter den protestantischen Fürstentümern ein.

So kommt es, dass du die Tochter des Königs von England heiraten kannst. In England hat man zwar Bedenken, schließlich bist du nicht einmal ein König, sondern nur ein Kurfürst aus der Pfalz. Aber man kann vermitteln, dass ein Kurfürst fast genauso wichtig ist. Euer Sohn könnte sogar mal König von England werden. Hohe Ziele, hohe Erwartungen Der englische König stimmt schließlich zu, du reist nach England und schnappst dir die Braut. Elisabeth Stuart sieht ziemlich gut aus, du aber auch, große Feier, ihr seid ein tolles Paar.

Zurück in der Pfalz willst du dich mit Eifer in deine Aufgaben stürzen. Aber fühlst du dich dem Ganzen wirklich gewachsen? Du bist noch sehr jung und immer wollen alle etwas von dir.

> Ständig sollst du irgendwelche Entscheidungen treffen.

Ländereien verwalten, Leute einstellen, auf Empfänge gehen und so weiter. Vielleicht würdest du viel lieber durch das Land reiten und ein paar Abenteuer erleben? Doch du sitzt immer in dieser pfälzernen Burg, in der verdammten Pfalz voller Pfälzer, die noch nicht einmal ein Wort französisch sprechen. Kurz nach deinem Regierungsantritt wirst du schwerkrank. Während einer Sitzung der protestantischen Union bekommst du einen Fieberanfall, vielleicht Malaria. Danach bist du Monate ans Bett gefesselt. Als du aufwachst, bist du nicht mehr derselbe. Ständig müde, melancholisch, keine Kraft. Und Entscheidungen willst du auch nicht mehr treffen, am besten nie wieder. Total entscheidungslos. Deshalb überlässt du die ganzen Amtsgeschäfte deinem Kanzler. Du musst das Ganze nur noch abnicken, jetzt treffen andere für dich die Entscheidungen. Was muss sich deine Frau Elisabeth Stuart gedacht haben? Da habt ihr gerade den ersten Sohn bekommen, alles super, und dann klappst du total zusammen. So hat sie sich das nicht vorgestellt, wo du doch fast ein König bist. Das läuft gerade alles nicht so gut für dich.

Aber du kannst dich einfach nicht aufraffen. Status schlappicus.

Doch dann passiert etwas: In Prag werfen sie 1618 ein paar katholische Minister aus dem Fenster, der sogenannte Fenstersturz. In Böhmen entbrennt nun der Konflikt zwischen den Protestanten und den Katholiken. Schließlich fällt Böhmen, nach der Eroberung Pilsens, ganz in die Hände der Protestanten. Und da bist du: ein protestantischer Kurfürst. Die Böhmer brauchen jetzt einen König. Aber wer will sich mit dem katholischen Kaiser anlegen?

Alle anderen sagen ab, die Wahl fällt auf dich. Nimmst du die Wahl an?

Das ist mal eine Entscheidung: König oder Fürst? Die meisten einflussreichen Unterstützer raten dir ab. Zu groß ist das Risiko der Konfrontation mit dem Kaiser. Willst du deiner Frau einen Gefallen tun? Immerhin hat sie sich von dir eine große Zukunft versprochen. Du bist doch fast ein König, warum willst du dann nicht wirklich einer sein? Vielleicht denkst du auch, dass du mehr wert bist. Jetzt könntest du es allen zeigen. Die letzten Jahre warst du schwach, müde, hast die Entscheidungen den anderen überlassen. Jetzt kannst du das Ruder wieder selbst in die Hand nehmen. Du könntest ein ganz Großer werden, einer, der für seine Entscheidungen einsteht. Kalkül, Politik, Machtwille?

Hast du gedacht, manche Entscheidungen sollte man einfach aus dem Bauch treffen, nicht aus dem Kopf?

Oder war es eine Sache des Glaubens, weil du dich als Verteidiger der wahren Religion siehst und für die gute Sache einstehst.

Du schläfst nicht eine Nacht darüber, sondern 4, dann sagst du zu. So machst du dich mit deiner wieder schwangeren Frau Elisabeth auf den Weg nach Prag. Dort wirst du begeistert empfangen. Große Krönung, rauschendes Fest, alles läuft gut. In den Tagen danach aber macht sich Katerstimmung breit. Die Staatskassen sind leer, die böhmischen Adligen umtriebig, und Tschechisch, diese seltsame Aneinanderreihung von Zischlauten, kannst du auch nicht. In der Zwischenzeit hat sich der Kaiser mit dem Herzog aus Bayern und dem Kurfürsten aus Sachsen verbündet. Du musst jetzt mit allen Mitteln ein Heer zusammenstellen, dafür brauchst du Geld. Du verpfändest deine Juwelen, holst Gold aus der Pfalz. Jetzt kommt es dicke: Nicht einmal dein Schwiegervater, der König von England, ist damit einverstanden, dass du die Königskrone angenommen hast. Andere protestantische Fürsten ziehen ihre unterstützenden Truppen aus der Pfalz zurück. Da liegt sie, ganz unbewacht, die schöne Pfalz. Und du sitzt in Prag und kannst nur zusehen, wie dein Land eingenommen wird. Dein kümmerliches Heer ziehst du vor Prag zusammen. Du flehst deinen Schwiegervater um Hilfe an. Du flehst die böhmischen Stände in Prag um Unterstützung an. Währenddessen wird dein Heer vor Prag auf dem Weißen Berg angegriffen. Und als du zurückeilst, ist es schon zu spät: Du triffst nur noch flüchtende Soldaten an, dein Heer: vernichtend geschlagen.

Jetzt heißt es fliehen. In Prag haben sie dich satt. Du packst deine Kronjuwelen, Frau und Kind ein und haust ab. Hier wollen sie dich nicht mehr haben und in die Pfalz kannst du auch nicht mehr zurück. Im niederländischen Exil versuchst du den Widerstand zu organisieren, bittest um Unterstützung, aber nichts will so richtig gelingen. Du bittest sogar den Kaiser schriftlich um Entschuldigung – abgelehnt. Du bleibst ein König ohne Krone. Jetzt beginnt der Medienkrieg: In den Zeitungen verbreiten die Katholiken den Spottnamen „Winterkönig" über dich, als Anspielung auf deine kurze Amtszeit. In Zeitungen wirst du in kläglichen Situationen abgebildet: Brot suchend oder eine Grube grabend. Währenddessen sitzt du im Exil und kannst nichts dagegen machen. Zur Entscheidungslosigkeit verpflichtet, weil du einmal eine mutige, aber falsche Entscheidung getroffen hast.

Nach einigen Jahren im Exil greift der protestantische König Gustav Adolf von Schweden in den Krieg ein. Er schlägt die katholischen Truppen, dringt bis nach Süddeutschland vor. Du schöpfst Hoffnung. Wird es doch noch einmal gut ausgehen? Du verabschiedest dich von deiner Familie in diesem verdammten Exil, um endlich wieder als rechtmäßiger Herrscher in die Pfalz zurück zu kehren. Die schöne Pfalz! Erst war sie dir so klein erschienen, ein Königreich in Böhmen sollte es schon mindestens sein. Doch jetzt kommt es dir vor wie das Paradies auf Erden. Angekommen in deiner Heimat wirst du mit allen Ehren empfangen. Doch was ist das? Der Schweden-König will dir die Pfalz nur als ein Lehen zurückgeben. Du sollst ihm dienen? Das kannst du nicht annehmen.

Du sagst seit langem mal wieder Nein, doch es ist zu spät. Als endlich England Truppen zur Unterstützung sendet, ist der Schweden-König in einer Schlacht gefallen und du bist krank.

Da ist wieder dieses Fieber. Alles sinnlos, alles verloren, alles falsch gemacht. Du stirbst! – und dann auch noch an der Pest. Das war es dann? Nicht ganz, denn dein Bruder zieht nun mit dir durchs Land. Du liegst im Sarg. Man stellt dich schließlich in einem Keller unter, wo du vor dich hin faulst. Dann geht es mit der Kutsche weiter, mehrmals fällt der Sarg herunter und du landest schließlich irgendwo, niemand weiß es.

Nicht einmal ein Grab hast du bekommen, nur ein Spottname ist dir geblieben: Winterkönig.

Wenn du dir jetzt, nachdem du dich in die Lage von Friedrich von der Pfalz versetzt hast, also das nächste Mal die Frage stellst: Gehe ich heute beim Griechen oder Italiener essen und dich nicht entscheiden kannst: Denke an den Winterkönig. Er hat eine Entscheidung getroffen. Und sie war falsch. Man kann nicht mal sagen, er hat aus dem Bauch entschieden. Eher hat er sich nach reiflicher Überlegung entgegen rationaler Gründe für das völlig Falsche entschieden. Damit hat er sein Land verloren, einen 30-jährigen Krieg ausgelöst, starb schließlich an der Pest, und niemand weiß, wo er begraben liegt. Was gut ist für dich, denn:

Egal, wie du dich heute oder morgen oder irgendwann entscheidest, beim Griechen oder Italiener essen, Fernseher mit 32 oder 42 Zoll, ins Kino oder zu Hause bleiben – einen 30-jährigen Krieg wirst du wahrscheinlich nicht damit auslösen.

So schlimm kann es also gar nicht werden.

Und übrigens: Manche Entscheidungen kann man auch rückgängig machen – meistens geht es nicht darum, die Königskrone von Böhmen anzunehmen. Was passiert, wenn du deine Meinung noch mal änderst? Und wenn es mal wirklich um das Große und Ganze geht, sollte man sich lieber gut überlegen, was zu tun ist. Bevor man doch noch einen 30-jährigen Krieg auslöst.

7

Eins, zwei, oder drei – du musst dich entscheiden! Aber wie?

Inhaltsverzeichnis

Eigentlich machst du das aber total gut, du triffst nämlich ständig Entscheidungen, ohne dabei Kriege auszulösen. Du denkst auch nicht groß darüber nach. Wenn du über die Straße gehen möchtest, schaust du vorher nach rechts und nach links, dann setzt du einen Fuß vor den anderen und gehst. Da fragst du dich auch nicht ständig, ob das richtig ist. Du machst das, was in dieser Situation das Beste ist: Über die Straße gehen, weil

M. C. Poetzsch, *Entscheidungen*,
https://doi.org/10.1007/978-3-662-57586-4_7

du zu dem Café auf der anderen Seite willst, wo du dich dann nicht für eine Eissorte entscheiden kannst. Tatsächlich könnte auch der Vorgang, die Straße zu überqueren, ziemlich kompliziert sein: Du setzt dir ein Ziel (Café), analysierst die Probleme (Straße), holst dazu Informationen ein (Straßenverkehr), wertest das Ganze aus (Straße frei), bewertest, was dabei herauskommen könnte (Eis), setzt die Entscheidung um – und bis du dich dann endlich in Bewegung setzt, überfährt dich ein Auto, weil du vor lauter Entscheidungs-Prozess-Findung nicht mehr auf den Straßenverkehr geachtet hast. Immerhin stellt sich dann auch nicht mehr die Frage nach der Eissorte.

Aufmerksamkeit ist eben eine begrenzte Ressource.

Um zu entscheiden, musst du aber Informationen verarbeiten, und dafür braucht es Aufmerksamkeit. Je mehr du davon auf einen Aspekt verwendest, desto größer ist auch der Einfluss auf die Entscheidung. Deine Präferenz für bestimmte Optionen, die dein Handeln beeinflussen, ist also davon abhängig, wie du bestimmte Dinge wahrnimmst. Das passiert auch unbewusst oder wird gezielt eingesetzt. Werbung dient dazu, deine Aufmerksamkeit auf Dinge zu lenken, die du kaufen sollst. Vorher bist du an einem Plakat vorbeigegangen, auf dem du siehst, wie volle Lippen lüstern in ein Eis beißen. Und jetzt hast du Lust auf ein Eis? Das kann doch kein Zufall sein. Wenn deine Aufmerksamkeit auf etwas gerichtet ist, dann nimmst du andere Dinge unter Umständen gar nicht mehr war.

Das Gorilla-Experiment
Dazu gibt es das bekannte Experiment mit dem Gorilla: Die Versuchsteilnehmer sollen sich einen Film anschauen und dabei zählen, wie oft sich zwei Teams einen Ball zuwerfen. Dabei bemerken die wenigsten den Gorilla, der ins Bild springt, sich auf die Brust trommelt und dann wieder verschwindet. Die Aufmerksamkeit ist in diesem Moment auf einen Ball gerichtet. So selektiv ist unsere Wahrnehmung.

Das, was du aufgenommen hast, musst du dann auch noch verarbeiten. Dabei kommt es darauf an, in welchem Kontext dir die Informationen dargeboten werden. Einfaches Beispiel dazu: Die halb leere oder die halb volle Flasche. Du weißt, dass gleich viel drin ist, halb voll klingt trotzdem besser. So werden aus objektiven Informationen subjektive. Und die bewertet jeder anders, aufgrund von Wissen und der Erfahrungen, die man in seinem Leben gemacht hat. Und das wird dann mit anderen Situationen oder Zuständen abgeglichen – das sind die *Referenzpunkte*: Wie viel verdient der andere? Wo waren die im Urlaub? In Süd-Afrika? Obwohl dein letzter Kroatien-Urlaub sehr schön war, kann das deine nächste Urlaubsentscheidung beeinflussen. In deinem Langzeitgedächtnis ist alles abgespeichert. Leider entsprechen die Erinnerungen nicht unbedingt den ursprünglichen Erfahrungen: Die wenigen schönen Tage am Strand werden verklärt, obwohl es oft geregnet hat und die Anfahrt mit einem langen Stau verbunden war. Dein Gedächtnis ist eben nicht ein objektiver Informations-Speicher, in den du deine Erfahrungen hineinwerfen kannst, um sie bei Bedarf wieder hervorzuholen. Kannst du schon, aber es kommt halt nicht das Gleiche wieder raus.

7.1 Mut zur Lücke

Deshalb gibt es zwar fast keine objektiven Entscheidungen, aber dafür stehen dir geniale Tools zur Verfügung. Auch wenn du nicht immer über das vollständige Wissen verfügst, findest du praktikable Lösungen, um Situationen zu meistern und Entscheidungen zu treffen. Dein Gehirn liefert dir mögliche Schlussfolgerungen, wie die Sache ausgehen wird. So kannst du dir mit wenig Wissen und innerhalb kurzer Zeit dennoch ein Szenario ausmalen, um eine Entscheidung zu treffen. Das ist *Heuristik*: analytisches Vorgehen, einfache Regeln, mutmaßliche Konsequenzen. Dabei passt du dich an deine Umwelt an: je nachdem, ob du bei einer Geschäftsbesprechung die Toilette oder bei Unwetter einen Unterstand suchst. Das ist gerade bei komplexen Situationen eine gute Strategie zur Problemlösung. Du legst deinen Fokus auf eine Sache und triffst dazu eine Entscheidung: *one reason-decsison*. Je mehr Informationen desto schlechter.

Stell dir dazu vor, du bist in einem Technik-Center und willst einen Fernseher kaufen:

Maximale Information = maximale Verwirrung = schlechtere Entscheidung.

Deshalb heißt es: Weniger ist mehr (*less-is-more-effect*). Ein Fernseher – eine Entscheidung. Wenn es so einfach wäre. Du stehst in diesem riesigen Saal, überall blinkt es, Kinder schreien durcheinander und der Verkäufer erzählt dir etwas von HDMI-Anschlüssen an Fernsehgeräten. Du kannst versuchen, ihn zu verstehen. Du kannst dich aber auch auf wenige Informationen und Optionen sowie ein Ziel beschränken. Der Preis – maximal 500 Euro – ist dein Anker (*Ankerheuristik*). Mehr ist nicht drin. Dafür willst du mindestens 32 Zoll Bildschirmgröße. Dann suchst du das beste Preis-Leistungs-Verhältnis. Alles andere blendest du aus. Der Verkäufer spricht dich an – du blendest ihn aus. Der Fernseher blendet dich? Du schaltest ihn aus. Wenn du dich nicht zwischen zwei Geräten entscheiden kannst, nimmst du das, von dem du den Namen kennst. Das ist angewendete *Rekognitionsheuristik*.

Eine Rekognitionsheuristik funktioniert auch bei Aktiengeschäften. In einem Versuch wurden Leute auf der Straße wahllos auf Namen von Aktien angesprochen. Danach hat man genau die Aktien gekauft, deren Namen irgendwie irgendjemand mal gehört hatte. Dieses Portfolio brachte dann mindestens genauso viele Gewinn ein, wie das sorgfältig zusammengestellte des Börsenhändlers.

Deshalb kaufst du jetzt einfach den Fernseher. Und weil du sowieso nur alles falsch machen kannst, nimmst du einfach das Gerät, das alle kaufen – das ist *Informationsheuristik* und bedeutet:

Verhalte dich, wie sich die Mehrheit verhält.

- und denkst dir: Wird schon passen. Unsere Welt ist so kompliziert, die Abläufe so komplex, das kann ohnehin niemand verstehen. Warum solltest du also alles richtig machen wollen? Und wenn du partout keinen Fernseher findest, der dir gefällt, gibst du einfach anderen die Schuld, zum Beispiel Donald Trump oder pauschal dem Kapitalismus. Oder du verzichtest einfach auf Fernseher, Radio und Internet, und gibst das als Less-is-more-effect aus.

Ich kaufe mir ein Haus

Bei einem Fernseher handelt es sich noch um überschaubare Summen. Für den Kauf deines Häuschens geht Heuristik aber auch: Vereinfachung der Bewertung, Aussondern von Optionen. Wenn dein Zielkriterium bislang war: Renovierungsbedürftiges-Reiheneckhaus-mit-verwilderten-Garten-in-unbekannter-Nachbarschaft-eines-anderen-Stadtteils, heißt es jetzt einfach: HAUS. Das kapiert wirklich jeder. Jetzt alle Informationen gleich gewichten, nicht zwischen Garten und Nachbarschaft abwägen und Cut-off-Wert festlegen: 500.000 Euro. Das gilt auch für den Kredit. Du gehst zu der Bank, deren Namen du kennst, da, wo alle hingehen, und legst ein Zielkriterium fest: Zinssatz 1,7 Prozent. Das ist dein Cut-off-Wert. Alles andere ist zu kompliziert. Und wer dir das nicht so erklären kann, dass du es verstehst, der hat es wahrscheinlich selbst nicht verstanden.

In vielen Fällen fährst du besser, wenn du nicht so viel nachdenkst. Less is more? Halbwissen kann auch zu falschen Schlussfolgerungen führen. Deshalb zum Abschluss noch ein kleiner Test: Welche Stadt hat mehr Einwohner: Chongqing oder Berlin? Die Hauptstadt Deutschlands kennst du wahrscheinlich, den Namen der chinesischen Stadt kannst du noch nicht mal aussprechen. Wähle, was du kennst? Eigentlich schon, aber bei Städten mit unbekannten chinesischen Namen kann es sein, dass dort sehr viele Menschen leben, einfach weil sehr viele Menschen in China leben. Chongqing hat fast zehnmal so viele Einwohner wie Berlin. Das Prinzip „Wähle-was-du-kennst" kann also auch in die Irre führen. Außerdem wird dein Horizont dann etwas beschränkt bleiben, beeinflusst durch einflüsternde sich wiederholende Werbung. In einem anderen Bereich, nämlich in der Politik, funktioniert die Rekognitionsheuristik ebenfalls sehr gut und hilft sogar bei Wahlen zum Bundestag: „Sie kennen mich (Angela Merkel). Oder: „Keine Experimente" (Konrad Adenauer)." Das bringt es auf den Punkt.

7.2 Noch mehr weniger

Für andere Bereiche lässt sich less-is-more auch anwenden. In Amerika ist das Keine-Wahl-Dinner erfolgreich. Jeden Abend dasselbe Gericht. Wie entspannend. Kein Stress mehr durch Studieren einer Speisekarte im Umfang eines kleinen Romans, während der Kellner schon unruhig danebensteht. Einfach immer das gleiche. Du kennst es, du magst es, du kriegst es.

Marmelade
In einem Supermarkt hat man getestet, wie man den Kunden am besten Marmelade verkaufen kann. 24 verschiedene Marken führen zwar zu mehr Aufmerksamkeit, jedoch haben dann nur sehr wenige der Interessenten eine Marmelade gekauft. Bei einer Auswahlmöglichkeit von nur 6 Marmeladensorten haben 10 Mal so viele der interessierten Kunden zugegriffen. Wie wirst du entscheiden? Wahrscheinlich wirst du verschiedene heuristische Verfahren anwenden, wenn du im Supermarkt stehst: Festlegen einer Sorte, zum Beispiel Himbeere. Dann stellst du fest, es gibt 12 Sorten Himbeermarmelade. Was jetzt? Vergleich der Preise. Auswahl der bekannten Marke mit dem günstigsten Preis. Du bist ein Genie!

Bestimmte Telefonanbieter scheinen noch nichts vom less-is-more-effect gehört zu haben und verwirren dich mit hunderten von Super-Spar-Tarifen, die an irgendwelche Laufzeiten gekoppelt sind. Weil du aber gar nicht mehr durchblickst, überliest du das Kleingedruckte und bist froh, wenn du endlich einen Vertrag abschließen darfst, einfach um die Spannung abzubauen, die durch die vielen Auswahlmöglichkeiten entstanden ist. Der umgekehrte less-is-more-effect dürfte also so gewollt sein. Die wollen ja was verkaufen. Außerdem ist das Ganze mit Verlustängsten kombiniert: Nur noch bis Ende des Monats! Jetzt den Vertrag abschließen! Sonst ist es zu spät und du wirst nicht in der Lage sein, dieses einmalige Angebot anzunehmen. Und da für Menschen der Verlust von etwas höher bewertet wird als der Gewinn, möchtest du auf jeden Fall unterschreiben.

Das *Paradox der freien Wahl*: Je mehr Auswahl, desto schlechter kannst du dich entscheiden. Deshalb ein Hoch auf die Vorzüge der Einfachheit. Dazu ein vernünftiges Maß an Unwissenheit – und alle sind glücklich.

7.3 Der innere Kampf

Während das alles passiert, wird in deinem Gehirn ein innerer Kampf ausgetragen. Im Ring stehen sich dabei der präfrontale Kortex und das limbische System gegenüber – Alien versus Predator. Das limbische System, ein sehr alter Bereich in deinem Gehirn sagt: Hol dir das Haus, den Fernseher, das Eis! Jetzt! Dagegen sagt dein präfrontaler Kortex: Aber wie willst du das bezahlen? Und pass bitte auf, wenn du über die Straße gehst. Hast du überhaupt einen unbefristeten Arbeitsvertrag? Wolltest du nicht abnehmen? Du siehst, es ist nicht einfach. Aber sogar Tieren geht es so, zum Beispiel Tauben. In einem Versuch sollten sie sich entscheiden: Erst wenig arbeiten, dann Pause, dann Belohnung ODER lange Pause, viel Arbeit, Belohnung. Obwohl die Tauben bei der zweiten Variante mehr tun mussten für die gleiche Belohnung, ließen sie die Arbeit erst einmal liegen. Aufgeschoben und nicht weggeflogen. Das limbische System hat gewonnen: Erst einmal relaxen.

Aber Tiere handeln nicht immer „wie Tiere“. Sie legen sich Vorräte an, die sie auch bestimmt gerne gleich essen würden. Sie planen aber für den Winter, wenn es weniger Futter gibt. Kinder sind da nicht so umsichtig, sie wollen immer alles gleich haben. Wenn sie Vorräte anlegen, dann höchstens in Form von Süßigkeiten.

Frontalhirnsyndrom

Der Bahnarbeiter Phineas Gage wurde 1848 bei einem Unfall schwer verletzt: Eine über einen Meter lange und 3 cm dicke Eisenstange bohrte sich durch seinen Schädel direkt in einen Bereich, den man präfrontalen Kortex nennt. Irgendwie hat der Mann das überlebt. Er war aber nicht mehr der Gleiche. Der Bereich, der Triebe und Impulse reguliert, war zerstört. Gage behielt zwar seine intellektuellen Fähigkeiten, die Motorik, sein Gedächtnis, das funktionierte alles wie zuvor. Doch seine Persönlichkeit war verändert. Er war fortan sehr impulsiv, kindisch und unzuverlässig. Einige Jahre später erlag er letztendlich einem Krampfanfall. Sein Fall ging in die Geschichte der neurowissenschaftlichen Forschung ein. Man spricht heute allgemein von einem Frontalhirnsyndrom. Neuroanatomisch betrachtet kann der präfrontale Kortex die Triebe nicht mehr in Schach halten. Die sind mehr oder weniger im limbischen System angesiedelt, das ist der entwicklungsgeschichtlich älteste Teil unseres Gehirns.

In deinem Gehirn laufen bewusste und unbewusste Prozesse ab. Der Psychologe Daniel Kahnemann weist die Prozesse zwei verschiedenen Systemen zu und nennt das Ganze System 1 und 2. Du kannst auch zwischen Intuition und Logik aufteilen. Der eine Bereich erzeugt schnelle und unwillkürliche Urteile und Bewertungen. Das ist deine **Intuition**. Wenn du intuitiv etwas fühlst, kannst du wenig dagegen tun. Da kann das andere System noch so logisch argumentieren, das komische Gefühl bleibt. Deine Intuition will immer den einfachsten Weg wählen, warum auch nicht. Wenn du mit dem Auto fährst, laufen viele Aktionen und Entscheidungen automatisch ab. Wenn du aber den Laster überholen möchtest, ist es sinnvoll darüber nachzudenken, ob du das in einer Kurve tun solltest. Dann sagt dir deine **Logik**, dass 3 Kinder auf der Rückbank sitzen und die Zeitersparnis durch den gefährlichen Überholvorgang maximal 5 Minuten beträgt. Wenn du dir allerdings bei jedem Wechsel des Gangs solche Gedanken machst oder beim Bremsen anfängst zu überlegen, wie lange dein Bremsweg sein wird bei einer Geschwindigkeit von…, dann hat es längst geknallt.

Deshalb ein Hoch auf dein Gehirn. Es hilft dir, dich zu orientieren und Dinge wahrzunehmen. Du kannst damit lernen und das Gedächtnis funktioniert auch noch automatisch – wenn auch nicht objektiv.

Ganz schön anstrengend, dieser innere Kampf. Außerdem bist du nicht in zwei Teile aufgesplittert, sondern ein Mensch mit *einem* Kopf und *einem* Gehirn, in dem alles irgendwie zusammenhängt.

8

Der Märchenkönig

König Ludwig II. hatte ein Problem mit seinem limbischen System. Manche Triebe hat er nicht wirklich unter Kontrolle bekommen. Das ist auch nicht einfach, wenn man mit 18 Jahren König von Bayern wird, 1,93 Meter groß ist und ziemlich gut aussieht.

Im Schloss herrscht heute Unruhe. Es geht um nichts weniger als den Umsturz in Bayern. Mittwoch, 9. Juni, 1886, kurz vor Mitternacht: Ludwig II. befindet sich in Neuschwanstein. Er ist bedrückt von Ängsten. Die vielen Schulden machen ihm Sorgen. Das Kabinett hat ihm den Kredit über 6 Millionen Mark nicht bewilligt, den er zum Bau weiterer Schlösser benötigt. Eine Frechheit. Ihm, dem König von Bayern, Geld zu verweigern. Nach dem Souper, das er immer gegen Mitternacht einnimmt, stünde normalerweise die nächtliche Ausfahrt an. Doch heute gibt

M. C. Poetzsch, *Entscheidungen*,
https://doi.org/10.1007/978-3-662-57586-4_8

es Probleme. Irgendwelche Minister aus München sind auf dem Weg zu ihm. Ludwig ahnt nichts Gutes. Er wandelt im Schloss umher und rezitiert Verse.

Die Verschwörung
Der Psychiater Dr. von Gudden und sein Assistenzarzt Dr. Müller sowie ein paar Beamte und Helfer wollen Ludwig II. in Gewahrsam nehmen. Ihr Plan: Den König für verrückt erklären und vom Thron stoßen. Doch Ludwig kommt ihnen zuvor. Als sie im Schloss eintreffen, lässt er die gesamte Kommission verhaften und einsperren. Der König tobt, man solle sie auspeitschen, blenden, ja, ihnen die Augen ausstechen. Doch mittlerweile hat Ludwigs Onkel, Prinzregent Luitpold, in München eine neue Regierung ausgerufen. Verwirrung macht sich breit. Wer ist jetzt der König? Ohne Wissen Ludwigs werden Dr. von Gudden und seine Verbündeten wieder freigelassen und machen sich auf den Rückweg nach München.

Und jetzt kommst du! Was würdest du jetzt machen, wenn du König von Bayern wärst? Man hat gerade versucht, dich für verrückt zu erklären und abzusetzen. Dein Onkel hat eine neue Regierung in München ausgerufen, aber der rechtmäßige König bist du. Und du weißt genau: Du bist nicht verrückt.

Möglichkeit 1
Ich reise umgehend nach München, stelle mich vor das Volk, und mache allen klar, wer der König ist: Ich! Luitpold wird wegen Hochverrats angeklagt und dieser Dr. von Gudden wird nie wieder einen Patienten behandeln.

Möglichkeit 2
Die Lage ist zu unsicher. Ich weiß nicht, ob das Volk wirklich noch hinter mir steht. Immerhin habe ich mich die letzten Jahre sehr zurück gezogen. Auf Schloss Neuschwanstein kann ich auf jeden Fall nicht bleiben. Deshalb fliehe ich erst einmal ins Exil nach Österreich. Von dort aus werde ich Hilfe anfordern, wenn nötig meine Truppen mobil machen und dann gestärkt nach München zurückkehren.

Möglichkeit 3
Ich mache gar nichts. Ich bin total unentschlossen. Deshalb warte ich apathisch ab und lasse alle Fluchtmöglichkeiten ungenutzt. Außerdem bin ich total müde und die Luft in München bekommt mir nicht. Ich betrinke mich und warte, dass sie mich holen. Es ist sowieso sinnlos. Fuck off.

Und so hat es sich tatsächlich zugetragen:
Ludwig II. bleibt auf dem Schloss Neuschwanstein. Er hat keine Ahnung, was er tun soll. Er weiß nicht, was sie mit ihm vorhaben, aber er vermutet, dass man ihn für verrückt erklären möchte. Dabei weiß er, dass es wahrscheinlich auch um das viele Geld geht, das er zum Bauen seiner Schlösser ausgibt. Alle raten ihm, sich dringend in München dem Volk zu zeigen, um zu beweisen, dass er, der rechtmäßige König nicht verrückt ist. Er genießt trotz allem noch immer hohes Ansehen bei den Leuten. Aber Ludwig fühlt sich zu nervös und angeschlagen, außerdem hat er seit Tagen kaum geschlafen. Sein Aussehen macht

ihm in dieser Situation mehr Sorgen als sein Titel. So kann er sich doch nicht dem Volk zeigen, denkt er. Und schließlich führt er noch das „schlagende" Argument an: Die Luft in der Stadt würde ihm nicht bekommen. Seine Berater bedrängen ihn weiter, er müsse jetzt unbedingt einen Entschluss fassen, doch Ludwig ist einfach nur müde. Wie gelähmt und zu keinem Entschluss mehr fähig bleibt er in seinem Schloss. Auch in Berlin ist man zunehmend besorgt. Sogar Reichs-Kanzler Bismarck rät, nach München zu fahren und sich dem Umsturz entgegenzustellen. Doch Ludwig kann seine Scheu vor der Öffentlichkeit nicht ablegen und bleibt in Neuschwanstein. Anstatt sinnvoll zu handeln, betrinkt er sich, raucht und fordert, man möge ihm Gift aus einer Apotheke besorgen. Doch nun trifft die sogenannte Fangkommission mit dem Psychiater Dr. von Gudden ein zweites Mal in Neuschwanstein ein. Ludwig ist in seinem Turmzimmer, betrunken. Als ihn die Pfleger in Gewahrsam nehmen, ist er zu kaum einer Regung mehr fähig.

Wie man heutzutage weiß, war Ludwig II. nicht geistesgestört. Seine Aufgaben als König, mit Ausnahme der repräsentativen, hat er bis zuletzt ausgeführt.

Er war nur einfach ziemlich absonderlich. Zuletzt hat er sich kaum mehr in der Öffentlichkeit gezeigt, machte die Nacht zum Tage und ließ sich in der Dunkelheit mit der Kutsche durch sein Land fahren. Seine Mitarbeiter mussten ihn manchmal in einsamen Berghütten aufsuchen. Das hat ihm auch den anderen Beinamen „Der

Mondkönig" eingebracht. Er muss wohl an einer Art von sozialer Phobie mit Panikzuständen gelitten haben. Seit einer Gehirnhautentzündung als Kind hatte er oft Kopfschmerzen. Er verlor die meisten seiner Zähne und litt deshalb zusätzlich unter starken Zahnschmerzen. Auch Scham dürfte zum sozialen Rückzug geführt haben: In seinen Märchenschlössern hat er sich nämlich gerne mit manchem Reitknecht vergnügt – zuletzt in einem ziemlich gehörigen Ausmaß. Für einen König zu damaliger Zeit ein No-Go. Am anderen Geschlecht schien er nicht sonderlich interessiert, dafür aber an den Künsten, Musik, Malerei und Literatur. Seine Verlobungsfeier mit Herzogin Sophie Charlotte hat er vorzeitig verlassen, um das Ende eines Theaterstücks zu sehen. Es ist dann auch nie zu einer Heirat gekommen. Er war ein sinnlicher Mensch mit einer großen Phantasiebegabung, hatte aber auch narzisstische Persönlichkeitszüge. Bei einem König in einer gelebten Monarchie vielleicht nachvollziehbar. Teilweise war er überheblich und behandelte seine Untergebenen herablassend. Schließlich war er süchtig, nicht nach Drogen, sondern nach Schlössern, Sex und Süßigkeiten. Zuletzt war er gesellschaftlich isoliert. Das Bauen prächtiger Schlösser wurde zu einer Obsession. Dabei verlor er zunehmend den Bezug zur Realität. Durch die hohen Ausgaben, die zur Neige gehende Staatskasse und nicht zuletzt sein Gebaren, hat er seine Regierung gegen ihn aufgebracht.

Der Psychiater Dr. von Gudden hatte Ludwig nie persönlich untersucht, diagnostizierte trotzdem „Paranoia und Geistesschwäche." Im Nachhinein geht man davon aus, dass der König zu keinem Zeitpunkt geisteskrank, paranoid oder schizophren gewesen ist. Auch wenn er sich selbst und anderen ein Rätsel geblieben ist, eines steht fest: Als es darauf ankam, konnte er sich einfach nicht entscheiden.

9 Wege zum Glück

Inhaltsverzeichnis

Aber zum Glück bist du nicht Ludwig II. Und es geht auch nicht um den Umsturz in Bayern. Doch kleinere Entscheidungen können genauso viel oder sogar mehr Stress bedeuten. Stelle dir folgende Situation vor: Ein paar Freunde haben dich am Wochenende auf ein Open-Air-Konzert eingeladen. Du kannst die Karte zum halben Preis haben. Klingt erst einmal super. Billige Karte, du kennst die Bands, ein Wochenende Spaß mit Freunden. Why not?

Die einfachste Variante: Du sagst zu, der Rest ist dir egal. Morgen geht es los. Fertig. Solche Menschen sind zu

M. C. Poetzsch, *Entscheidungen*,
https://doi.org/10.1007/978-3-662-57586-4_9

beneiden. Wenn es regnet, dann regnet es halt. Egal, die Karte hat ja nur die Hälfte gekostet. Wahrscheinlich wirst du aber, während du mit deinem Freund telefonierst, ein paar Informationen miteinander vergleichen. Das ist auch ganz gut so. Selbst, wenn du nicht zwanghaft den Wetterbericht für ganz Deutschland für die nächsten Tage auswendig kennst, hast du vielleicht im Radio etwas über das kommende Sturmtief gehört. War da nicht was mit dem Wetter, fragst du dich. Dann fällt dir ein, dass du keinen Schlafsack hast. Außerdem hast du nicht einmal das Geld für die halbe Karte. Und dann gibt es noch die Seminararbeit, die du eigentlich schreiben müsstest. Das Ganze vergleichst du jetzt mit den Erfahrungen, die du bisher gemacht hast. Das Konzert letztes Jahr, wo es nur geregnet hat, und die Erkältung, die du danach hattest. Was sagt der Wetterbericht? Hast du den Schlafsack wirklich verloren? Vielleicht gibt es auch noch tiefere Erinnerungen, wie damals, als dein großer Bruder nach einem Konzert mit einer Alkoholvergiftung im Krankenhaus lag oder der Film über Woodstock, den du als Kind gesehen hast. Dabei hast du nicht verstanden, was so toll daran ist, sich drei Tage im Schlamm zu wälzen.

Jetzt geht es in die zweite Phase: Die Entscheidung wird getroffen. Vielleicht wurde sie auch schon getroffen, da du so lange nach dem Schlafsack gesucht und den Wetterbericht angeschaut hast, dass deine Freunde längst ohne dich gefahren sind. Aber leider haben sie das nicht getan. So musst du dich doch entscheiden und sagst zu. Für das Wochenende ist nämlich schönes Wetter angesagt, du kannst dir einen Schlafsack leihen, sie haben dir die Konzert-Karte geschenkt und Wood-Stock war doch ganz cool.

Nun machst du dich an die Durchführung deines Vorhabens. Deine Willensstärke schirmt dich gegen weitere Zweifel ab.

Dein Durchsetzungsvermögen erlaubt dir, an deinem Entschluss festzuhalten. Jetzt heißt es: Operation „Freie Triebe"!

Wenn du nach dem Wochenende nach Hause kommst, wirst du deine Entscheidung bewerten. Es hat nicht geregnet, aber es war ziemlich kalt. In deinem billigen Schlafsack hast du erbärmlich gefroren. Du hast dir zwar das Geld für die Konzertkarte gespart, aber Essen und Trinken waren ziemlich teuer, jetzt bist du pleite. Deine Lieblingsband hat abgesagt und die restlichen Bands haben dich nicht überzeugt. Jetzt sitzt du in deinem WG-Zimmer und während der Rest oben feiert, versuchst du deine Seminararbeit zu schreiben. Das Ganze dürfte deine zukünftigen Entscheidungen für Konzertbesuche beeinflussen. Du könntest dich jetzt ziemlich ärgern, alles bedauern und dabei ausblenden, dass du ohnehin nichts mehr daran ändern kannst. Hätte, hätte, Fahrradkette. Die negativen Konsequenzen haben die positiven deutlich überwogen, so bauen sich Spannungen auf. Das heißt dann *kognitive Dissonanz*. Was machst du dagegen? Im besten Fall denkst du dir: Ist mir doch egal. Sonst gibt es noch die Möglichkeit dich abzuwerten („Immer mache ich alles falsch, ich Versager!") oder aber deine Entscheidung aufzuwerten: Es war zwar kalt und jetzt bin ich pleite, trotzdem war es ein tolles Wochenende. Mit deinen Freunden hast du dich super verstanden, ihr habt gleich Pläne für einen gemeinsamen Urlaub geschmiedet. Du hast interessante Leute kennengelernt und auch mal andere Bands gesehen, als die, die du ohnehin schon kennst. Alles in allem, alles richtig gemacht, oder? Na ja, aber immerhin geht es dir damit besser und du kannst dich in Ruhe auf die anstehende Arbeit konzentrieren. Zum Glück bleiben alle Informationen in deinem Gehirn gespeichert. Denkst du.

9.1 Dein Gedächtnis

Wie ist das eigentlich mit den Erinnerungen? Werden die alle sauber abgepackt in einem Kasten namens Gedächtnis in deinem Gehirn aufbewahrt? Und wenn du mal an etwas von früher denken möchtest, dann greifst du hinein und ziehst eine in Klarsichtfolie verpackte Erinnerung heraus. Wie praktisch. Leider ist es nicht so einfach. Eher so:

> Dein Gedächtnis ist ein großer dampfender Kessel, in dem jemand ständig mit einem Löffel herumrührt.

Jeder kann etwas hineinwerfen, Butter, Eier, Schmalz, Kindheit, Jugendliebe, ein Schuss aktuelle Nachrichten und eine Prise vom Sonnenuntergang des letzten Urlaubs in Italien. Oder war das Kroatien? Nein, da war dein Nachbar.

Psychologen haben es geschafft, Testpersonen falsche Erinnerungen „einzureden“. Das war gar nicht so schwierig: einfach immer wieder das Gleiche erzählen und mit anderen Erinnerungen verknüpfen. Das hat für kleinere Ereignisse funktioniert, wie zum Beispiel die fiktive Erinnerung, sich einmal in einem Einkaufszentrum verlaufen zu haben. Aber auch bei größeren Ereignissen, wie zum Beispiel den Angriff eines Tieres. Zunächst waren die Personen skeptisch, dann folgten Zweifel. Doch wenn man ihnen oft genug überzeugend das Gleiche erzählt hat, waren sie schließlich fest davon überzeugt, das Geschehen erlebt zu haben, auch nach Auflösung durch den Versuchsleiter. Dafür waren keine Drogen oder sonstige Hilfsmittel notwendig. Es fällt uns also schwer, zwischen echten Erinnerungen und erzählten suggerierten Ereignissen zu unterscheiden.

Und wenn so eine Erinnerung erst einmal da ist, wirst du sie kaum mehr los. In der radiologischen Bildgebung des Gehirns sieht man, dass bei echten wie auch bei falschen Ereignissen gleiche Bereiche aktiviert werden. Jeder Mensch sammelt auf seine Weise Erfahrungen. Das heißt, dass die Eindrücke nicht objektiv wahrgenommen werden, so als würdest du sie immer auf die gleiche Weise aufnehmen und in einen gut aufgeräumten Glaskasten legen. Und wenn du das, was du auf deine persönliche Weise erlebt hast dann aus deinem Gedächtnis hervorholst, hat es sich bereits mit anderen Erinnerungen vermischt und kann wieder ganz anders aussehen. Die Geschichte, die der eine Freund erlebt hat? Seltsamerweise ist dem anderen genau das Gleiche passiert. Und das mit dem Déjà-vu?

Das hast du wohl nicht genauso schon mal erlebt, du vermischt es nur mit anderen Ereignissen.

So betrachtet, kannst du dich eigentlich auf gar nichts mehr verlassen. Holzauge sei wachsam. Dein Gedächtnis ist eben genauso flexibel und kreativ wie du selbst. Immerhin: Welcher Computer kann das schon von sich behaupten?

9.2 Glück

Du weißt also gar nicht mehr so genau, was auf dem Konzert alles passiert ist, was du erlebt hast oder die anderen – aber egal! – Hauptsache, ihr seid alle glücklich. Doch das geht vorüber.

> Dein Gehirn ist nicht dafür ausgelegt, ständig Glücksgefühle zu produzieren.

Frisch verliebt? Das geht vorbei. Das ist nicht unromantisch, sondern eine Tatsache. Das wäre auch evolutionär ein Problem. Ständig Sachen vergessen, die Arbeit nicht mehr wichtig nehmen, verträumt ins Leere gucken. Wenn du statt die Höhle vor dem Löwen zu bewachen Luftschlösser baust, wird das nichts mit der Fortpflanzung. Das geht so nicht. Deshalb ist *hedonische Adaption* angesagt: Dein Gefühlszustand pendelt sich nach einschneidenden emotionalen Erlebnissen wieder ein. Das gilt zum Glück auch für unschöne Ereignisse. Menschen, die im Lotto gewinnen, sind nach einem Jahr wieder genauso glücklich wie andere, die ein halbes Jahr zuvor einen schweren Unfall erlitten haben. Wir überschätzen, wie lange Glückszustände andauern, und auch, wie stark die Gefühle dabei sind. Das beeinflusst dann deine Entscheidung. Es ist also gar nicht so toll, im Lotto zu gewinnen, wie du gedacht hast.

Und ob du auf das Rock-Konzert gehst oder wohin du in den Urlaub fährst, ist eigentlich auch egal. Denn, wenn du zurückkommst, wirst du dich ohnehin nur an die stärksten Reize erinnern – die tolle Band oder die Nacht im Zelt – und an das, was am Ende passiert ist: der eine schöne Moment. Das es sonst nur geregnet hat und du durchnässt und pleite warst, hast du verdrängt.

So erinnerst du dich auch von deiner letzten Bergtour weniger an den anstrengenden Aufstieg, sondern an die atemberaubende Aussicht auf dem Gipfel. Und deine nächste Urlaubsplanung wird nicht durch die Erinnerung an das mittelmäßige Hotel oder das durchwachsene Wetter beeinflusst, sondern eher durch einen schönen Tag am Strand oder den einzigartigen Pool. Also alles sinnlos, aber so bleibst du glücklich. Schade eigentlich, denn als unglücklicher Mensch könntest du so viel mehr erreichen im Leben.

10

Der Schriftsteller

Der Schriftsteller Franz Kafka war ziemlich unglücklich – und dabei ziemlich erfolgreich.

In der Stube ist es stickig, die Fenster sind geschlossen. Franz Kafka sitzt zusammengekauert an seinem Schreibtisch und schreibt. Eine kleine Lampe spendet ein wenig Licht. Es ist mitten in der Nacht, doch Kafka kann nicht aufhören. Als würde etwas aus ihm herausbrechen. Doch es fühlt sich nicht an wie eine stolze Geburt, eher wie etwas Schleimiges, Unbekanntes, was ihn mit Abscheu erfüllt. Dabei ist es große Literatur, was hier produziert wird. Doch Kafka ist erfüllt von Zweifeln und Verachtung für sich selbst. In vielen Nächten zuvor hat der Schriftsteller, der tagsüber als Versicherungsangestellter arbeitet, seine Aufzeichnungen wieder vernichtet. Wird er auch diesmal wieder die Seiten zerknüllen und zerreißen?

M. C. Poetzsch, *Entscheidungen*,
https://doi.org/10.1007/978-3-662-57586-4_10

Zweifelnde Größe
Kafka wäre sicherlich dabei verzweifelt, sich im Internet für ein Urlaubsangebot oder im Kaufhaus für einen Fernseher zu entscheiden. Wahrscheinlich wäre aber beides für ihn nicht infrage gekommen. Das ist auch besser, so hat er großartige Romane und Erzählungen geschrieben, an deren Qualität er natürlich ständig gezweifelt hat. Wie er eigentlich an allem, am Leben selbst, zweifelte. Glücklich wurde er nicht und richtig berühmt wurde er auch erst nach seinem Tod.

Sein Vater, Herrmann Kafka, hat mit dem Startkapital seiner wohlhabenden Frau ein Geschäft für Kurzwaren und Modeartikel gegründet. Viel Arbeit, doch der Laden läuft. Deutsche Juden sind in Prag eine Minderheit, man behauptet sich, schickt die Kinder auf gute Schulen. Franz Kafka geht in die Deutsche Knabenschule, dann auf das humanistische Gymnasium. Er steht gesellschaftlich zwischen Juden, Tschechen und Deutschen, familiär zwischen den Eltern. Die gebildete Mutter ist dem Sohn zugewandt, jedoch zurückhaltend und setzt sich nicht gegen den starken Vater durch. Dieser kann mit dem sensiblen Sohn und seinen literarischen Bestrebungen nicht viel anfangen. Franz Kafka ist zwar ein guter Schüler, wird aber von Versagensängsten gequält. Trotzdem studiert er Jura, erlangt ein Doktordiplom und arbeitet schließlich in einer Versicherungsabteilung. Dort wird er einige Male befördert, hat schließlich eine leitende Stellung. Doch die Arbeit in der Arbeiter-Unfall-Versicherungs-Anstalt findet er wahnsinnig eintönig und kaum auszuhalten. Wieder zu Hause schläft er bis Abend, dann macht er sich ans Schreiben, teilweise bis zum Morgengrauen.

So sitzt er auch diese Nacht wieder über seinem Schreibtisch. Obwohl er sich von seiner Familie eingeengt fühlt, wohnt er immer noch zu Hause. Er kann sich nicht vom Elternhaus lösen und flüchtet sich dabei in eine innere Isolation. Das Schreiben ist ein Ausgleich, die Themen drehen sich um Isolation, Schuld, Strafe und Scheitern. Das klingt nicht wirklich glücklich, oder?

Die Verwandlung
Stell dir vor, du bist eine Kakerlake. Von deiner Familie isoliert, siechst du in einem Zimmer vor dich hin. Als du stirbst, wirft eine Putzfrau deine Überreste in den Müll. Die Verwandlung ist einer der bekanntesten Romane von Franz Kafka.

Ob er auch diese Nacht wieder seine Aufzeichnungen vernichten wird? Falls er tatsächlich etwas veröffentlicht, verspürt er dabei großen Widerstand und Widerwillen. Deshalb bleiben viele Erzählungen und Romane unvollendet. Kafkas Werk besteht teils aus Fragmenten, die erst – gegen seinen testamentarischen Willen, alle ungedruckten Manuskripte zu verbrennen – nach seinem Tod veröffentlicht werden.

Auch bei den Frauen will er sich auf nichts festlegen. Ist es Bindungsangst? Versteckte Homosexualität? Manche Biographen vermuten gar Impotenz. Eine erste Urlaubsbekanntschaft führt zu einem Briefwechsel, immerhin. Dann lernt er eine neue Frau kennen, Felice. Ständig fragt er sich: Heiraten oder Schreiben? Er fragt sich das viele Jahre, schreibt dazu seiner Auserwählten hunderte von Briefen, die dann später sogar in einem eigenen Buch veröffentlicht werden. Es gibt nur wenige Begegnungen, schließlich nach langer Unsicherheit endlich die Entscheidung: Verlobung! Dann wieder große Zweifel:

> Kann ich überhaupt heiraten? Soll ich heiraten? Darf ich heiraten?

Schließlich wird Kafka vorgeworfen, er wolle gar nicht heiraten. Also wieder Entlobung. Später wieder erneute Verlobung und schließlich: Doch keine Heirat. Dann gibt es eine neue Frau, eine neue Verlobung. Doch der Hochzeitstermin wird wegen Schwierigkeiten bei der Wohnungssuche in Prag verschoben. Nein, klar, das verstehen wir: Keine Wohnung – keine Heirat. Ein Jahr später Trennung, wieder neue Frau, neuer Briefwechsel. Großes Gefühl der Zusammengehörigkeit, dann wieder Rückzug, Zweifel – und wieder Ende. Mittlerweile leidet Kafka bereits an Tuberkulose, der Beginn der Krankheit fällt auch mit dem Ende seiner ersten Beziehung zusammen. Als er schon sehr krank ist, lernt er eine Frau mit dem unglaublichen Namen Dora Diamant kennen. Endlich schafft er es, sich endgültig vom Elternhaus zu lösen. Umzug nach Berlin, Heiratspläne, trotz Widerstand des Vaters der Angetrauten. Doch in Berlin tobt die Inflation, die beiden haben kein Geld und Kafka ist mittlerweile sehr krank. Die Tuberkulose hat zu einer Entzündung des Kehlkopfes geführt, er kann kaum mehr sprechen, essen oder trinken. Er muss Berlin für eine

Kur verlassen. Er stirbt dort, ohne seine Familie. Seinen Eltern will er sich in diesem Zustand nicht mehr zumuten. Ein hundert Seiten langer Brief an den Vater, eher eine Abrechnung, erreicht den Adressaten nie. Dora Diamant pflegt ihn bis zum Tod, nach Berlin kehrt er nicht mehr zurück. Seine letzte Liebe beschreibt ihn als heiter und lebensfreudig. Vielleicht, weil er sich endlich von seiner Familie und sich selbst gelöst hat.

Richtig berühmt wurde Kafka erst nach seinem Tod. Er gilt weltweit als einer der bedeutendsten Schriftsteller. Ob er als glücklicher Mensch genauso produktiv gewesen wäre? Das Zweifeln, vor allem an sich selbst, hat ihn über sich hinauswachsen lassen.

11 Unfreie Entscheidungen

Inhaltsverzeichnis

Der Schriftsteller Franz Kafka konnte sich zu vielem nicht durchringen. Er war gefangen von seinen Ängsten und Zweifeln. Du musst aber nicht glauben, dass du heute in irgendeiner Form freier bist. Gerade weil du in einer freien Welt lebst, gibt es tausende Möglichkeiten.

Deine Entscheidungen werden ständig beeinflusst. Du kannst gar nichts dagegen machen.

M. C. Poetzsch, *Entscheidungen*,
https://doi.org/10.1007/978-3-662-57586-4_11

Stell dir vor, du sitzt im Lokal und schaust auf die Speisekarte (Abb. 11.1). Wenn die Karte mehr als 10 Seiten lang ist und du zwischen 200 Gerichten wählen kannst, wird es nicht einfach. Oder vielleicht doch, denn du weißt ja bereits wie Heuristik funktioniert: Du nimmst, was du kennst, und was alle essen, also Schnitzel. Kann auch sein, dass du den Kellner fragst. Der hat zwar nicht alle 200 Gerichte probiert, weiß aber, was schmeckt. Sicher eine gute Wahl. Doch der Kellner kennt nur eine Stichprobe und die ist nicht repräsentativ für die gesamte Speisekarte. Das heißt, dass du deine Entscheidungen

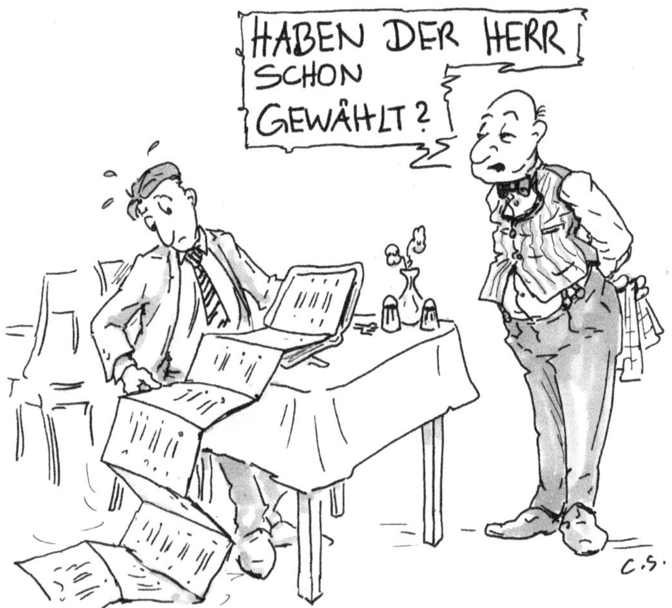

Abb. 11.1 Extreme Entscheidungssituation

triffst, wie dich deine Umwelt mir Informationen versorgt. Und die können verzerrt sein. Immerhin liegt der Fehler dann nicht bei dir und deiner kognitiven Verarbeitung, sondern in der Auswahl und Darbietung der Information.

Aber auch dein Verhalten kann die Information verzerren. Du suchst nach Informationen, die deine vorgefertigte Meinung bestätigen, das heißt dann *confirmation bias*. In deinem Fall bedeutet das: Schnitzel ist immer gut. Fisch ist immer schlecht. Und weil du eine Präferenz für angenehme Interaktionen hast – menschlich! –, bestellst du vielleicht nie wieder Fisch, weil dir einmal danach übel war. Dabei weißt du gar nicht, was du verpasst. Und wenn das Restaurant dir nicht gefallen hat, wirst du gar nicht mehr hingehen. Auch wenn nur der Koch einen schlechten Tag hatte.

An bestimmte, herausragende Ereignisse erinnerst du dich leichter, deshalb schätzt du auch die Wahrscheinlichkeiten dafür falsch ein. Das Risiko, vor dem Lokal zu stehen, um zu rauchen, und dabei von einem Auto überfahren zu werden oder an den Folgen von Lungenkrebs zu sterben, ist natürlich viel höher, als einer Fischvergiftung zu erliegen. Und wenn du dann wieder im Warmen sitzt, um endlich ein Gericht zu bestellen, kommt es ganz auf den Fokus deiner Aufmerksamkeit an. Wenn es neben dir gerade lecker nach Bratkartoffeln riecht, könnte das deine Entscheidung bei der Bestellung beeinflussen. Vielleicht ist dein Fokus aber gerade auf die hübsche Bedienung oder den charmanten Kellner gerichtet – deshalb bestellst du lieber einen Fitness-Salat.

Die Überlegung, ein bestimmtes Gericht im Lokal zu bestellen, ist auch abhängig in welchem Kontext das

Ganze „eingebettet“ ist (*embedding effect*): Wenn auf der Speisekarte sonst nur Erbsenpüree und Blutwurst steht, wird dir ein Schnitzel bestimmt leckerer vorkommen. Und nachdem du jetzt schon so einen weiten Weg zu dem Restaurant auf dich genommen und Geld für die Fahrkarte ausgegeben hast, obwohl es dort nach altem Fett riecht, bleibst du halt sitzen. Im ökonomischen Sinne wäre das ein Ausgabeneffekt (*sunk cost*):

Je mehr Ausgaben bereits entstanden sind, desto mehr hältst du an deiner Entscheidung fest.

Genauso wie der Wirt, der bereits zehntausende von Euros in die Renovierung seines Lokals gesteckt hat. Auch wenn der Laden nicht läuft – er macht weiter. Damit es nicht so weh tut, teilt er die Ausgaben geistig in verschiedene Bereiche auf, führt also eine Art *mentale Buchhaltung*. 10.000 für die Renovierung., 10.000 für die Heizung. Unter dem Strich bleibt es natürlich die gleiche Summe, aber zweimal 10.000 fühlt sich besser an als einmal 20.000. Es macht auch einen Unterschied, ob du etwas verlierst, das 20 Euro gekostet hat, oder ob du 20 Euro verlierst:

Stell dir vor, du hast dir eine Theaterkarte gekauft und sie dann verloren. Es wird dir schwerer fallen, eine neue Karte zu kaufen, als wenn du „nur“ das Geld für die Karte verloren hast.

Mental wird das nämlich als zweimal 20 Euro für eine Karte (=40 Euro) verbucht. Und das tut eben mehr weh, als 20 Euro zu verlieren und dann einmal 20 Euro für eine Karte auszugeben. Probiere es aus: Kauf dir eine

Kinokarte, wirf sie weg (trotz Verlustaversion) und kauf dir eine neue. Oder behalte die Karte und gib den gleichen Betrag aus für Popcorn. Auch wenn du kein Popcorn magst – was fühlt sich besser an?

Marshmallows statt Popcorn

Mit Kindern hat man das sogenannte Marshmallow-Experiment durchgeführt: Die Kleinen sollten sich entscheiden, ob sie gleich ein Marshmallow essen möchten. Ober aber warten, und dann später zweimal naschen dürfen. Das Stück der Begierde lag vor ihnen. Dann ist der Erzieher aus dem Raum gegangen und das Kind war nun mit dem Marshmallow allein. Ein wirklich fieses Experiment. Manche der kleinen Probanden haben innere Kämpfe ausgefochten und widerstanden in dem Wissen: Später gibt es dafür die doppelte Menge. Für andere war der Fall klar. Sobald sich der Erzieher umdrehte, stopften sie sich die Süßigkeit in den Mund. Und jetzt wird es wirklich interessant: Das Ganze war eine Langzeitstudie. Die Kinder, die sich zusammenreißen konnten, waren später erfolgreicher. Sie hatten nicht nur bessere Schulnoten, sondern insgesamt eine höhere soziale Intelligenz. Also: Mehr Selbstkontrolle = größere Willenskraft = Winner. Aber so ist das eben: Je weiter Konsequenzen in der Zukunft liegen, umso stärker sinkt ihr gegenwärtiger Nutzen.

11.1 Verzerrungen

Stell dir vor, 3 Schüsseln mit Wasser stehen vor dir: Eine ist warm, eine kalt und die dritte lauwarm. Tauche die eine Hand in kaltes, die andere in warmes, halte danach beide in das lauwarme Wasser – es wird sich unterschiedlich anfühlen abhängig davon, in welcher Schüssel du deine Hände gerade gebadet hast. Oder: Wenn du im Auto das Fernlicht anschaltest, wird es dir in der Nacht heller vorkommen als am Tag. Für das Auto hast du 22.000 Euro statt 20.000 Euro gezahlt. Das war dann auch schon egal. Aber als die Reparatur im nächsten Jahr dann statt 500 Euro plötzlich 2500 Euro gekostet hat, hast du dich wahnsinnig aufgeregt. Es ist jedoch der gleiche Betrag, nur der *Referenzpunkt* ist ein anderer.

Du siehst also, du bist ziemlich beeinflussbar. Damit bist du nicht alleine, das geht allen so. Menschen schätzen Wahrscheinlichkeiten falsch ein, das scheint in ihrer Natur zu liegen. Wir sind nicht dafür geboren, die Wahrscheinlichkeit eines Erdrutsches auszurechnen, sondern im Notfall schnell genug zu rennen und Schutz zu suchen. Da es aber durchaus hilfreich ist, die Wahrscheinlichkeit eines schweren Unwetters auszurechnen, das dann zu so und so viel Prozent einen Erdrutsch verursachen könnte, werden wir uns damit auseinandersetzen.

Was uns präsenter ist, erscheint wahrscheinlicher.

Statistiken beherrschen die Welt, doch das Schicksal ist unbeherrschbar. Wie hoch war die Wahrscheinlichkeit, dass ein Tsunami über Japan hinwegrollt und dabei auch noch ein Kernkraftwerk zerstört? Manche Sachen passieren leider trotzdem. Es ist sehr unwahrscheinlich, in München von einem Selbstmordattentäter getötet zu werden. Trotzdem haben die meisten mehr Angst vor Tsunamis und Terroristen als vor dem Straßenverkehr. Die

Bilder der Katastrophen gehen um die Welt und sind so eindringlich und schrecklich, dass sie im Gedächtnis haften bleiben. Das menschliche Gehirn ist nicht dafür ausgelegt, geringe Wahrscheinlichkeiten richtig einzuschätzen. Und im Nachhinein sind wir sowieso immer schlauer und sagen: Das war doch klar, das musste passieren. Klassischer *Rückschaufehler*.

Du schüttelst den Kopf über so viel Weisheit und legst die Zeitung mit dem Artikel über das Erdbeben weg. Wo bleibt eigentlich dein Schnitzel? Hat es der Kellner vergessen? Wahrscheinlich ist er ja in die Wirtin verliebt, denkst du. Dass er sein Herz an die Wirtin verloren hat, ist vielleicht unwahrscheinlich. Viel weniger wahrscheinlich ist aber, dass er verliebt ist *und* heimlich Gedichte schreibt. Würdest du das voraussetzen, wäre das ein *Konjunktionsfehler*: Die Wahrscheinlichkeit, dass beide Ereignisse zusammen eintreten ist geringer.

Während du gerade drüber nachdenkst, setzt sich jemand an deinen Tisch. Der Mann sieht nicht gerade vertrauenserweckend aus. Er zieht eine Münze aus dem Geldbeutel und wirft sie hoch. Du beobachtest ihn dabei. Die Münze bleibt auf seiner Hand liegen und zeigt „Zahl“. Er grinst dich an, wirft sie noch einmal hoch und zeigt sie dir – wieder Zahl. Das Ganze macht er noch dreimal, jedes Mal zeigt die Münze wieder die gleiche Seite. Das geht doch nicht mit rechten Dingen zu, denkst du. Da wirft er sie wieder hoch, doch diesmal verdeckt er die Münze mit der Hand und fragt dich: „Kopf oder Zahl?“ Würdest du wetten? „Kopf“, sagst du. Das erscheint dir viel wahrscheinlicher. Reingefallen! Diese falsche Annahme wird als *Des Spielers Trugschluss* bezeichnet. Die Wahrscheinlichkeit für eine Seite ist bei jedem einzelnen Wurf jedes Mal genauso hoch. Da hilft kein magisches Denken, auch wenn viele Menschen eher unbewusst daran glauben. Dreimal in die Hände gespuckt vor dem Würfeln – vielleicht hilft es ja doch? Genauso wie ein homöopathisches Medikament oder ein Placebo. Das Rezept vom Professor hilft einfach besser als das gleiche Medikament von der Aushilfe aus der Apotheke. Wenn magisches Denken also in der Medizin funktioniert, warum dann nicht auch dreimal in Hände spucken?

Organ-Nicht-Spende-Ausweis

Hast du eigentlich einen Organspendeausweis? Oder hast du einen Organ-Nicht-Spende-Ausweis? Ein bedeutsamer Unterschied: In Österreich würde fast jeder nach seinem Tod einem anderen sein Herz überlassen, in Deutschland gerade einmal 12 %. Sind wir herzlos? Zumindest nicht so wie die Dänen, bei denen sind es noch weniger. Im Gegensatz zu einer großen Mehrheit der Schweden, die alle ihre Organe spenden würden. Es ist die gleiche Entscheidung, nur eine andere Frage:

- Willst du deine Organe spenden? (Deutschland und Dänemark)
- Willst du deine Organe nicht spenden? (Schweden und Österreich)

In Schweden und Österreich musst du explizit angeben, wenn du deine Organe nach deinem Tod nicht anderen Menschen überlassen möchtest. In beiden Fällen braucht es nur deine Unterschrift. Da wird eine Entscheidung über Leben und Tod von einem kleinen Detail bestimmt.

Welche Medizin würdest du nehmen, wenn du krank bist? Eine, die dir eine Heilungschance von 90 % bietet, oder die andere, die in 10 % der Fälle nicht wirkt. Neues Mittel gegen Krebs! Überlebensrate im ersten Jahr 90 % oder Sterblichkeit 10 %. Leben oder Sterben – die gleiche Medizin. Auf solche Darstellungen fallen auch Ärzte herein, denn sie entscheiden nicht nur rational. Und spätestens an der Kasse im Supermarkt sind wir sowieso alle gleich und kaufen den Joghurt – zu 75 % fettfrei, aber bloß nicht den mit 25 % Fettanteil. In beiden Bechern ist der gleiche Jogurt. Aber je nachdem, wie das Ganze dargestellt wird, kann das deine Entscheidung beeinflussen – das nennt man den *Framing-Effekt*.

Und natürlich kommt es auch immer darauf an, ob man schon Mittag gegessen hat oder nicht.

Hungrige Richter sind strenger als satte. Und je nachdem, in welchem Kontext etwas präsentiert wird, kann das zu unterschiedlichen Bewertungen führen. In einem fiktiven Prozess bei Geschworenen am Gericht hat man festgestellt: Zwei gleiche Straftaten führten zu unterschiedlichen Urteilen, je nachdem, ob man beide Fälle getrennt voneinander betrachtet oder zusammen. Ob Richter oder Arzt – alle sind betroffen, alle beeinflussbar. Diese intuitiven Einflüsse auf deine Entscheidungen werden *kognitive Verzerrungen* genannt. Und davon gibt es einige. Von Objektivität also keine Spur.

11.2 Sicher ist nur der Tod

Auto oder Ziege?

Stell dir vor, du bist Kandidat in einer Quiz-Show, in der du zwischen drei Türen auswählen kannst. Hinter einer befindet sich ein tolles Auto, hinter den beiden anderen steht nur eine Ziege. Du entscheidest dich für Tür Nummer 2. Der Moderator öffnet jedoch Tür Nummer 1 für dich – dahinter eine Ziege. Nun fragt er dich, ob du bei deiner Wahl bleiben möchtest. Ist es besser zu wechseln oder bleibst du bei Tür Nummer 2? Schwierige Frage, an der sich Mathematikprofessoren den Kopf zerbrochen haben, und die schließlich als *Monty-Hall-Problem* (benannt nach dem Moderator der Quiz-Show) in die Entscheidungsforschung eingegangen ist. Intuitiv würdest du vielleicht sagen, die Chance ist 1/3 für jede Tür. Also was soll's? Die Antwort aber lautet: Es ist besser zu wechseln. Das zuerst gewählte Tor hat eine Gewinnchance von 1/3, ein Wechsel erhöht sie auf 2/3 – 6 von 9 Spielern werden also das Auto gewinnen. Die Berechnung dieser Wahrscheinlichkeit hängt aber auch von der Motivation des Moderators ab: Will er dich bewusst in die Irre führen? Handelt er nach dem Zufallsprinzip? Zur Diskussion dieser Frage gibt es Sekundärliteratur, die New York Times nahm sich des Problems an, es folgten zehntausende von Leserbriefen, Tabellen, Grafiken, mathematische Formeln und so weiter. Mit anderen Worten: Es ist nicht so einfach wie du denkst. Nimm einfach die Ziege und werde glücklich.

Du lebst in einer modernen Welt und deshalb machst du viele deiner Entscheidungen von Wahrscheinlichkeiten abhängig, die du täglich über die Medien präsentiert bekommst. Dabei weißt du gar nicht, was die Zahlen bedeuten. Aber keine Angst, damit bist du nicht allein.

Finanzberater verstehen meistens nichts von den Zahlen und Wahrscheinlichkeiten, die sie präsentieren. Banker schätzen Aktienkurse falsch ein, ist ja auch gar nicht absehbar, was alles passieren kann, unübersehbare Datenmengen. Wie viele der Aktienhändler haben den letzten Börsencrash vorausgesehen? Politiker machen ohnehin alles falsch und Ärzte lesen Studien, die sie nicht verstehen oder nicht verstehen sollen, und verschreiben deshalb Medikamente, deren Nutzen angeblich in so und so viel Prozent dreimal höher ist als in einer Vergleichsgruppe, die zweimal so groß…

Trotzdem bist du ein Mensch mit Emotionen und Ängsten. Wenn etwas gefährlich ist, willst du kämpfen oder davonlaufen. Im schlimmsten Fall stellst du dich tot. Deshalb hast du viel mehr Angst vor dem unwahrscheinlichen Flugzeugabsturz als vor einem geplatzten Reifen auf der Autobahn. Du weißt zwar, was gefährlich ist, aber du kannst nichts dagegen machen. Einmal 300 Tote fühlt sich eben schlimmer an als 10.000 in einem Jahr. Nach dem Anschlag am 11. September sind in Amerika mehr Menschen im Straßenverkehr umgekommen – sie wollten nicht mehr in ein Flugzeug steigen und haben das Auto genommen. Für dich bedeutet das:

Die Welt wird von Zahlen beherrscht.

Aber einen großen Teil verstehst du nicht. Auf den anderen Teil hast du keinen Einfluss. Und dein Gehirn macht sowieso was es will. Dann kannst du eigentlich auch machen, was du willst.

Spanien oder Spanien?

Du willst einen Flug buchen: Palma de Mallorca oder Sevilla in Andalusien. Für Sevilla gibt es ein günstiges Angebot. Dafür ist das Hotel teurer. Der Flug nach Mallorca ist von den Zeiten besser. An beiden Orten scheint die Sonne. Wenn du den einen Flug buchst, kann es sein, dass es einen Tag später für den anderen ein besseres Angebot geben wird. Außerdem besteht die Wahrscheinlichkeit, dass das Wetter umschlägt. In Mallorca könnte es etwas länger schön bleiben. Es ist also völlig ungewiss und somit auch völlig egal. Wenn du von dem Urlaub zurückkommst, wirst du dich ohnehin an wenige herausragende Ereignisse und den letzten Tag erinnern. Den Rest redest du dir schön. Auch wenn es heutzutage vermeintlich möglich ist, viele Dinge vorauszusagen, kannst du trotzdem nicht in die Zukunft sehen. Finde dich damit ab. Man kann nicht alles planen.

12

Der Mann, der die Welt rettete

+++ 26. September 1983, Kommandozentrale der sowjetischen Satellitenüberwachung +++

General Petrow erreicht die Meldung eines unmittelbar bevorstehenden Angriffs: Nukleare Interkontinentalraketen der USA auf dem Weg nach Russland. Eintreffen in 28 Minuten. Petrow ist der Mann am roten Knopf.

Er muss eine Entscheidung treffen und er hat nur zwei Möglichkeiten zur Auswahl: Den-Roten-Knopf-Drücken oder Nicht-Den-Roten-Knopf-Drücken. Nuklearer Gegenschlag oder kein nuklearer Gegenschlag? Immerhin – die Fragestellung scheint eindeutig. Stanislaw Petrow, Oberstleutnant der sowjetischen Luftverteidigungskräfte, muss sich entscheiden…

M. C. Poetzsch, *Entscheidungen*,
https://doi.org/10.1007/978-3-662-57586-4_12

Der kalte Krieg
Zu dieser Zeit besitzen beide Supermächte ein Vielfaches an nuklearen Waffen zur Auslöschung des Gegners – und der restlichen Menschheit. Vergeltung in Form der totalen Vernichtung. Ronald Reagan hatte die Sowjetunion gerade als das „Reich des Bösen" bezeichnet. Sein Konzept: Bereits bei Warnung vor anfliegenden gegnerischen Raketen oder Bombern, binnen weniger Minuten: Erstschlag. Deshalb wurde in den USA ein Frühwarnsystem entwickelt zur Überwachung des Luft- und Weltraums aus Radarstationen und Satelliten – SDI, Strategic Defensive Initiative. Russland seinerseits hatte vor wenigen Wochen eine koreanische Passagiermaschine abgeschossen. Sie war versehentlich in den russischen Luftraum eingedrungen. Juri Andropow, Generalsekretär der kommunistischen Partei, rechnet nun fest mit einem Gegenschlag der USA.

Es ist kurz vor Mitternacht, im Kommandozentrum gehen die Mitarbeiter ihren Routineaufgaben nach. Jeder Dienst beginnt mit einem Fahnenappell, die Nationalhymne wird gesungen, der Ernstfall ist geprobt, der Stützpunkt gilt als geheime Gefechtswache. Plötzlich schrillen tatsächlich Sirenen und auf dem Kontrollschirm steht: ALARM. Eine amerikanische Rakete Typ „Minutemen" wurde soeben abgeschossen, Kurs auf Russland. Sie ist mit mehreren nuklearen Sprengköpfen bestückt.

Eine Rakete allein? Petrow zögert. Warum sollte die Großmacht Amerika nur mit einer einzelnen Rakete angreifen? Irgendwie hat er ein komisches Gefühl in der Magengegend. Kein Wunder: Wenn er den Alarm bestätigt und an die politische und militärische Führung weitergibt, wird er den nuklearen Gegenschlag auslösen. Atombomben auf Amerika, hunderte Millionen Tote. Das wiederum wird einen Gegenangriff auslösen: Aus Silos und U-Booten in den USA werden Hunderte von Interkontinentalraketen abgeschossen. Beide Länder werden sich nahezu gegenseitig auslöschen und die Welt mit in den Abgrund reißen.

Oberstleutnant Petrows ist Ingenieur, sein Spezialgebiet: Ballistik von Satelliten, Beobachtung militärischer Himmelskörper. Auf den Satellitenaufnahmen kann er keine Rakete erkennen, aber die Bilder sind zu dunkel. Wie verlässlich ist das Computer-System?

Und jetzt kommst Du: Stell dir vor, du bist Oberstleutnant Petrow. Wie würdest du in einer solchen Situation entscheiden? Bestätigst du den Alarm? Würdest du den roten Knopf drücken? Oder zögerst du, wartest ab?

(Bitte jetzt umblättern)

Petrow zögert, zweifelt und meldet – Fehlalarm!

Doch dann geschieht das Unfassbare. Erneuter Alarm: Vier weitere Raketen sind unterwegs. Auf dem Bildschirm heißt es nicht mehr „Alarm“, sondern: RAKETEN-ANGRIFF. Vier Raketen, bestückt mit je 10 Sprengköpfen, das Mehrhundertfache der Bomben von Hiroshima und Nagasaki, auf dem Weg nach Russland. Du hast eine Viertelstunde Zeit. Was machst du?

200 Offiziere stehen unter deinem Kommando, sie warten auf deine Anweisungen. Überprüfungsmaßnahmen sind durchzuführen, doch die Zeit drängt. Die Soldaten drängen auf Meldung an die militärische und politische Führung. Du überlegst fieberhaft, Argumente gegen Argumente, ihr schreit euch an. Was ist zu tun?

ENTSCHEIDE DICH JETZT!

Du zögerst? Du zweifelst? Nimm dir genau 17 Minuten Zeit und mache – nichts. Stell dir einfach vor, die Raketen sind auf dem Weg und 200 Offiziere der sowjetischen Armee starren dich an und warten auf deine Antwort. Vor dir steht ein Pult, darauf befindet sich ein roter Knopf. 17 Minuten – so lange dauert der Flug einer Interkontinentalrakete von den US-Basen bis die Raketen auf den Radarschirmen zu sehen sind.

(17 Minuten später)

Du hast immer noch nichts gemacht? Keinen Knopf gedrückt? Gute Entscheidung. Welt gerettet. Nirgendwo schlägt eine Rakete ein. Keine amerikanische – und auch keine sowjetische. Denn da waren auch keine Raketen. Nur Sonnenreflexionen auf Wolken und das System hat verrückt gespielt.

Als Juri Petrow von diesem Dienst nach Hause kommt, ist er ziemlich müde. Seine Familie hat erst Jahre später davon erfahren. Für die russische Führung war es ein unangenehmer Vorfall, der nicht an die Öffentlichkeit gelangen sollte, Petrow erhielt keine Belobigung, keine Belohnung, keinen Orden. Immerhin wurde er auch nicht bestraft. Jahre später ist er doch noch befördert worden, irgendwann hat er internationale Auszeichnungen erhalten. Nach Ende des Kalten Krieges hat er schließlich erfahren, was die NATO-Strategie im Ernstfall gewesen wäre: Zwei Angriffswellen, zunächst sollte Moskau entmachtet werden, dann der Rest der Sowjetunion vernichtet. Ein Angriff mit 5 Raketen hätte also durchaus Sinn gemacht. Petrow sagte dazu:

> „Hätte ich das damals gewusst, hätte ich mich anders entschieden."

Zum Glück hat er es nicht gewusst, sonst gäbe es dich heute nicht. Oder du wärst ziemlich verstrahlt und würdest irgendwo in einem Bunker unter der Erde leben. Wie gut, dass Petrow, diese Entscheidung nicht getroffen hat. Er hatte Zweifel, er hat gezögert und er hat die Welt damit vor dem Abgrund bewahrt. Also, zweifle ruhig weiter, vielleicht wirst du damit auch einmal die Welt retten.

Der rote Knopf

Den roten Knopf gab es tatsächlich, er war aber nur eine Attrappe. Russische Militärpsychologen glaubten, dass kaum ein Mensch alleine die Entscheidung getroffen hätte, mit einem Knopfdruck einen großen Teil der Menschheit auszulöschen.

13

Mensch und nicht Maschine

Inhaltsverzeichnis

Wäre General Petrow ein Computer gewesen, dann sähe die Welt heute anders aus. Zum Glück hat aber letztendlich ein Mensch und nicht eine Maschine die Entscheidung getroffen. Vielleicht können wir ja doch etwas besser als die übermächtigen Computer.

Stell dir vor, du bist Pilot und die Triebwerke deiner Maschine sind gerade ausgefallen (Abb. 13.1). Du musst entscheiden, was jetzt zu tun ist. Natürlich wirst du eine Checkliste durchgehen oder mit dem Tower Rücksprache halten. Aber hast du Zeit, die Situation mit dem Ko-Piloten

M. C. Poetzsch, *Entscheidungen*,
https://doi.org/10.1007/978-3-662-57586-4_13

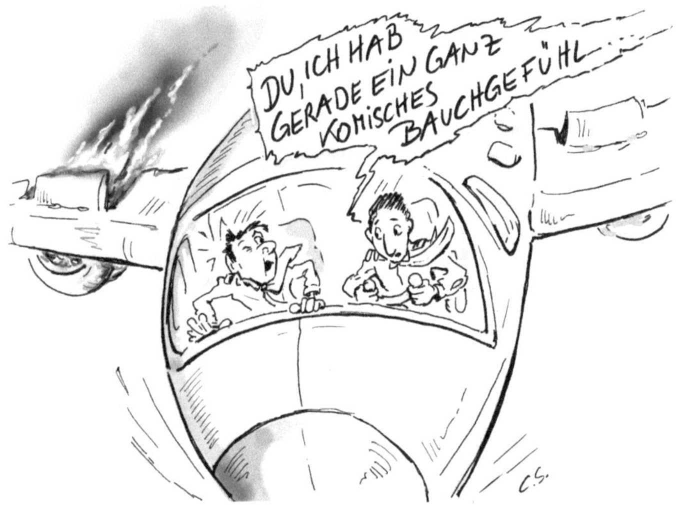

Abb. 13.1 Jetzt nur nicht die Intuition verlieren

zu diskutieren? Für den Triebwerkausfall nach dem Start heißt die einfachste Regel: Wenn der Tower in meinem Cockpitfenster anfängt aufzusteigen, dann sinkt meine Maschine und ich werde es nicht mehr zurück zum Flughafen schaffen. Das klingt ziemlich einfach, setzt aber einiges an Erfahrung voraus. Wenn du gar keinen Plan hast und einfach in dem Cockpit stehst, weil der Pilot und der Ko-Pilot gerade gleichzeitig einen Herzinfarkt hatten, dann wird dir dein Bauchgefühl zwar sagen, dass es gerade eng wird, aber bringen wird dir das auch nichts mehr. Piloten verlassen sich nicht nur auf ihr Bauchgefühl, hoffentlich halten sie sich auch an die Gesetze der Logik. Dabei werden sie unter anderem vom Bordcomputer unterstützt. Wenn der aber alleine ausreichen würde, müsste gar kein Mensch im Cockpit sitzen. Ist aber nicht so, denn Intuition ist eben menschlich.

13.1 Intuition

Nicht nur im Cockpit spielt Intuition eine Rolle. Allgemein verlassen sich Menschen in Führungspositionen bei vielen ihrer Entscheidungen auf ihr Bauchgefühl. Auch wenn sie das so nicht sagen würden, weil es vielleicht unprofessionell klingt. Aber werden sie immer alle Fakten im Kopf haben, jedes Detail überblicken? Dafür gibt es hoffentlich kompetente Unterstützung durch Fachleute. Aber die treffen nicht die Entscheidungen. Wenn du selbst mal jemanden für einen Job einstellen möchtest, dann kannst du dir zwar seinen Lebenslauf durchlesen, du wirst aber trotzdem mit ihm sprechen wollen. Was machst du, wenn dein Kandidat auf dem Papier gut aussieht, aber er dir einfach nicht sympathisch ist? Du lässt deinen Bauch sprechen. Wenn du den Typen nicht leiden kannst, dann wirst du ihn wahrscheinlich nicht einstellen

Auch im Sport spielt die Intuition eine besonders wichtige Rolle. Wenn es „nur" darum geht, aus dem Laufen heraus einen Ball zu kicken, wirst du nicht die exakte Flugbahn berechnen. Auch nicht die Windgeschwindigkeit oder sonstige weitere Parameter, wie es ein Computer machen würde. Dazu hast du gar nicht die Zeit. Die zusätzlichen Informationen würden dich nur verwirren. Außerdem dauert das einfach zu lange. Sagt dir dein Bauchgefühl, wo du hinlaufen musst, um den Ball anzunehmen? Nein, du bist selbst ein genialer Computer und passt einfach den Blickwinkel zum Ball deiner Laufgeschwindigkeit an. Die restlichen Informationen lässt du links liegen. Und das funktioniert. Ein paar Mal geübt, ein paar motorische Fähigkeiten und schon geht es los. Nur solltest du nicht anfangen, über deine Aktionen nachzudenken. Sonst triffst du ins Leere.

2006: Viertelfinale Fußballweltmeisterschaft Deutschlang gegen Argentinien

Beim Elfmeterschießen zieht der deutsche Torwart Jens Lehmann einen Zettel aus der Tasche. Auf diesem stehen angeblich Informationen über die Vorlieben, in welche Ecke die argentinischen Elfmeterschützen am ehesten zielen würden. Der argentinische Spieler Cambiasso fängt womöglich an nachzudenken: Was weiß Lehmann, was ich nicht weiß? In welche Ecke wird er sich werfen? – und er verschießt. Was stand aber tatsächlich auf dem Zettel? Nichts. Das Ganze war nur eine Ablenkung gewesen. Deutschland gewann das Spiel.

Jemand, der noch nie Fußball gespielt hat, wird nur mit Bauchgefühl keine Tore schießen. Erfahrene Spieler sollten aber nicht so viel überlegen. Das gilt auch für Musiker: Wer gerade dabei ist, Noten lesen zu lernen, der muss einfach nachdenken, sonst wird es nicht funktionieren. Der Profimusiker im Orchester sollte das bei der Aufführung unterlassen. Er hat das Stück so gut geübt, er spielt „im Schlaf". Der Pianist Glen Gould stellte zum Üben einen Staubsauger an. Genau die richtige Geräuschkulisse, um sich von störenden Gedanken und anderen Geräuschen abzulenken.

Wenn es mal brenzlig wird und du einen freien Kopf brauchst: Einfach den Staubsauger anstellen.

Es gibt diese Leute, die alles aus dem Bauch heraus entscheiden. Sie machen sich über gar nichts Gedanken und treffen einfach eine Entscheidung, so wie sie sich gerade fühlen. Das kann in manchen Situationen sinnvoll sein. Aus dieser Entscheidung ergeben sich wieder neue Optionen und im Grunde ist es sowieso egal, weil es kein Richtig und kein Falsch gibt. Meistens geht es auch nicht um Krieg, Frieden oder internationale Handelsabkommen. Hier solltest du vielleicht doch ein paar Berater hinzuziehen. Andere wägen die logischen Argumente ab und entscheiden dann doch so, wie es ihrem Gefühl entspricht. Wie sinnvoll ist es, sich eine Pro- und Contra-Liste zu machen, wenn es um die Liebe geht? Wenn es rational so aussieht, als solltest du eine Beziehung beenden, aber dein Gefühl dagegenspricht, dann wirst du dich vielleicht für die „unvernünftige" Option entscheiden. Gefühle sind eben oft stärker als der Verstand.

Wirf eine Münze
Manche Sachen entscheidet das Herz. Wenn du gar nicht weiter weißt, kannst du eine Münze werfen. Du fängst sie nicht auf und überlegst dir, was du empfinden würdest. Was wäre dir lieber gewesen? Kopf oder Zahl? Vielleicht weißt du dann die Antwort.

Was ist das eigentlich, Intuition? Eine plötzliche Stimmung, ein starkes Gefühl. Die Intuition ist eine Art unbewusste Intelligenz, die dir erlaubt, Sachverhalte schnell zu erfassen, Entscheidungen zu treffen, ohne dass du dabei direkt deinen Verstand gebrauchst. Zumindest ist der nicht bewusst beteiligt. Das Ganze baut auf Erfahrungen auf, die du in deinem Leben gemacht hast.

Generell wird Frauen mehr die Fähigkeit zugeschrieben, auf ihren Bauch zu hören, während von Männern eher erwartetet wird, dass sie sich an logische Regeln halten. Ein Blick auf die Geschichte oder auch die aktuelle Politik wirft aber die Frage auf, ob sich Männer in ihren Entscheidungen überhaupt an irgendwelche Regeln der Logik halten. Wahrscheinlich kann kein Geschlecht grundsätzlich irgendetwas besser oder schlechter als das andere.

Es lässt sich auch nicht sagen, dass Logik generell besser ist als Intuition. Das kommt ganz auf die Situation an. Das Flugzeug stürzt ab und du stellst den Staubsauger an, um dich von den störenden Nebengeräuschen abzulenken? Hauptsache, du drückst nicht den roten Knopf!

13.2 Und weil der Mensch ein Mensch ist

Wie soll das noch enden mit dir? Du überschätzt deine eigenen Fähigkeiten und unterschätzt die deiner Konkurrenten. Außerdem bist du abergläubisch. Wenn du einmal eine Meinung angenommen hast, dann versuchst du, dabei zu bleiben, auch wenn es keinen Sinn mehr macht. Alles soll so bleiben, wie es ist. Das heißt dann *Status-quo-Verzerrung*. Oder du verhältst dich so, dass deine Befürchtungen als sich selbst erfüllende Prophezeiung tatsächlich eintreten. Andere Ansichten und Möglichkeiten blendest du aus, ignorierst andere Optionen (*Nähe-Verzerrung*). Und was das Schlimmste ist: Du wendest viel mehr Energie für unwichtige Entscheidungen auf, als dich mit den wirklich wichtigen Dingen im Leben auseinanderzusetzen: Wie viel Zeit hast du schon investiert, um zu überlegen, ob du den Vorspeisenteller bestellen sollst, ob du lieber doch nicht ins Kino gehst, ob du dich krank meldest oder ein anderes Hotel buchst. Wenn man das alles zusammennimmt und damit vergleicht, wie lange du überlegt hast, ob du Kinder haben willst – völlig falsche Prioritäten! Und dann ständig das Bedauern über Verluste: Hätte ich doch, wäre ich nicht. Das bringt doch nix. Eigentlich genauso wenig, wie sich falsche Entscheidungen schön zu reden – nur um die *kognitive Dissonanz* in den Griff zu bekommen. Immerhin kannst du so Spannungen abbauen, besser entscheiden wirst du damit das nächste Mal aber nicht.

Die Erfahrungen bei den vorangegangenen Entscheidungen speicherst du ab. Das beeinflusst dann wieder deine nächsten Entscheidungen. Dabei vermischt dein Gedächtnis die Fakten. Das alles passiert unbewusst, sodass du gar nichts dagegen tun kannst. Außerdem werden deine Entscheidungen noch durch alle möglichen zusätzlichen Faktoren unbewusst beeinflusst (*Priming*), zum Beispiel durch Werbung und Nachrichten. Und wenn du schon eine Ahnung hast, was passieren könnte, dann wird das auch wieder deinen Entschluss ändern. Was zwar durchaus sinnvoll sein kann, aber auch nicht objektiv ist.

Und immer diese Emotionen! Wenn die Sonne scheint und du am nächsten Tag in den Urlaub fährst, wirst du anders entscheiden, als wenn du wütend bist, weil du dich gerade mit deinem Partner gestritten hast. Und jetzt noch das Wichtigste: dein Charakter.

Du machst das alles so, weil du so bist, wie du bist.

Also verabschiede dich einfach von dem Gedanken, dass du irgendeine Entscheidung rational treffen könntest. Sollst du deshalb jetzt alles aus dem Bauch entscheiden? Bestimmt gibt es 1000 Tipps und Tricks, wie man es besser, schlechter oder anders machen kann. Aber muss man das überhaupt?

14

Der Philosoph

Der berühmte Philosoph René Descartes hat schon vor ein paar 100 Jahren an der gesamten Realität gezweifelt. Auf welche Tatsachen kannst du dich verlassen, wenn du dich für oder gegen etwas entscheidest?

Wir schreiben das Jahr 1620. Die Truppen der Katholiken befinden sich vor den Toren Prags. Die entscheidende Schlacht am Weißen Berg steht bevor. Friedrich V. hat seine letzten Reserven zusammengezogen, um die Stadt zu halten. Wird er die noch dringend angeforderte Unterstützung bekommen? Da ergeht der Befehl zum Angriff. Das Heer der Katholiken setzt sich in Bewegung…

René Descartes, der später als Philosoph in die Geschichte eingehen wird, kämpft im Dienst des Herzogs von Bayern auf Seiten der Katholiken gegen das Heer Friedrich V. Die Schlacht am Weißen Berg endet in der

M. C. Poetzsch, *Entscheidungen*,
https://doi.org/10.1007/978-3-662-57586-4_14

Eroberung Prags. Friedrich V. flieht und wird als Winterkönig einen eher traurigen Platz in der Geschichte einnehmen. Der Mann, der durch seine falsche Entscheidung den 30-jährigen Krieg mit ausgelöst hat – du hast ihn schon kennengelernt. Der König hadert die nächsten Jahrzehnte über sein Schicksal und versucht, eine falsche Entscheidung rückgängig zu machen. Perfekte Bedingungen zum Zweifeln eigentlich. Doch das überlässt er Descartes, der im Laufe der Jahre vom Soldaten zum Philosophen konvertiert und dabei das Zweifeln zum Berufsbild erhebt. Descartes verbindet eine Freundschaft mit der Tochter des Winterkönigs. Die beiden tauschen sich in zahlreichen Briefen, die auch als Buch veröffentlich werden, über philosophische Themen aus.

Descartes begibt sich nach seiner Zeit als Soldat im 30-jährigen Krieg zunächst auf Reisen durch Europa und bleibt schließlich in den Niederlanden, wo ein liberaleres Klima herrscht. Dort widmet er sich ganz der Philosophie. Das Land verlässt er nur noch für kurze Zeit, wenn die Auseinandersetzungen mit den Theologen zu sehr hochkochen. In seinen Schriften, den Meditationen, philosophiert er über den Zweifel und nennt sogar das erste Kapitel: „Was ins Zweifel gezogen werden kann“. Darin stellt er zunächst einmal alles in Frage und empfiehlt uns an allen Dingen zu zweifeln, vor allem an den materiellen. Überhaupt an allem, was man bisher geglaubt hat, eigentlich an der gesamten Realität.

Zuletzt bleibt nur die Gewissheit der völligen Ungewissheit.

Descartes fragt sich, ob die Sinne die Außenwelt so erfassen, wie sie ist, ober ob sie uns nur so erscheint. Denn die Sinne können uns täuschen. Existiert die Welt überhaupt so, wie sie ist? Gibt es unseren Körper? Gibt es einen Unterschied zwischen Wachheit und Traum?

Man könnte sagen, dass Descartes damals schon die Basis für das Drehbuch zum Film Matrix geliefert hat. Du erinnerst dich? Die Welt wird von Maschinen beherrscht, die Menschen vegetieren als Batterien zur Energiegewinnung für die Maschinen in einer Nährlösung. Damit sie nicht dagegen aufbegehren, wird ihnen eine künstliche Realität vorgespielt. Nur wenigen gelingt es, sich in die wirkliche Welt zu flüchten. Dafür müssen sie anfangen, an ihrer bisherigen Realität zu zweifeln. Wer es kennt: Das klingt auch nach Platons Höhlengleichnis, also geht der Oscar für das beste Drehbuch eigentlich an ihn.

Wenn man sich überhaupt auf irgendetwas verlassen kann, sagt Descartes, dann auf mathematische Weisheit und das Denken, die Vernunft. Doch sogar die kann irren. Und wenn Gott das mit der Vernunft nicht hinbekommen hat und sich dabei irrt, dann ist er vielleicht gar nicht Gott? Descartes bringt natürlich den Beweis, warum es Gott geben muss, sonst wäre er auch wahrscheinlich auf dem Scheiterhaufen gelandet. Aber zunächst einmal: totaler Zweifel. An allem.

Letztendlich erzeugt nur der Zweifel Gewissheit, denn wer zweifelt denkt.

Oder anders formuliert: Mag ich an allem zweifeln, so muss ich als der Zweifelnde doch sein. Deshalb hat der Zweifel einen sehr großen Nutzen, sagt Descartes: Er befreit dich von allen Vorurteilen und macht dir den Weg frei. Er lenkt deine Gedanken von den Sinnen ab. So kannst du an dem, was du dann als wahr und zuverlässig erfährst, schließlich nicht mehr zweifeln. Also eigentlich müsste es heißen:

Ich zweifle, also bin ich.

15

Entscheidungskonstitution

Inhaltsverzeichnis

Neben Schriftstellern, Königen und Feldherren gibt es noch viele weitere Zweifler und Aufschieber in der Geschichte. Leonardo da Vinci hat 14 Jahre für seine Mona Lisa gebraucht. Tolkien schrieb nach dem Hobbit erst 20 Jahre später wieder ein Buch – den Herrn der Ringe. Mark Twain wollte nichts auf morgen verschieben, was man auch auf übermorgen verschieben kann. Das gilt auch für die Politik: Angela Merkel wird oft ihr passiver Politikstil vorgeworfen. Sie träfe keine Entscheidungen. Wenn sie dann eine Entscheidung trifft, wird ihr das

M. C. Poetzsch, *Entscheidungen*,
https://doi.org/10.1007/978-3-662-57586-4_15

auch vorgeworfen. Im Grunde ist es also egal. Donald Trump entscheidet viel und nach Ansicht vieler Menschen zumeist falsch – er ist trotzdem der Präsident der Vereinigen Staaten von Amerika. Offenbar konnte sich noch niemand entscheiden, ihn abzusetzen.

„Es war der Wille des Schicksals, denn trotz allem hätte ich die Schlacht gewinnen müssen", sagte Napoleon nach Waterloo. Alles sinnlos? Soweit muss es nicht kommen. Aber wer fragt, der hinterfragt auch sich selbst.

15.1 Maximierer und Satisfizierer

Doch von allem gibt es auch zu viel des Guten. Menschen, die alles ganz genau wissen wollen, damit sie eine Entscheidung treffen, sind im besten Fall Perfektionisten. Sie holen sich jede mögliche Information ein, weil sie glauben, dann am besten entscheiden zu können. Sie wollen den maximalen Nutzen erzielen. In Wahrheit neigen aber solche *Maximierer* zu Selbstvorwürfen und Depression. Wer kann schon alles richtig machen im Leben? Es hätte immer eine bessere Lösung gegeben. Warum habe ich mich so entschieden? Das Ganze dann noch am besten mit einem Rückschaufehler kombinieren. Warum bin ich nach Mallorca geflogen, obwohl doch das Wetter zu Hause viel besser war? Aber wer konnte das vorher wissen?

Die Menschen hingegen, die nicht so viel überlegen, und sich auch mit der zweitbesten Lösung zufriedengeben, sind glücklicher. Sie sind optimistisch und mit sich selbst zufriedener. (Natürlich kann es sein, dass sie in Wirklichkeit in einer Nährlösung als Batterien für Maschinen dienen, dass sie in einer dunklen Höhle sitzen und noch nie die Sonne gesehen haben, dass sie niemals große Philosophen oder Schriftsteller sein werden… – aber was soll's!) Holzauge sei achtsam. Also:

Hör endlich auf zu maximieren – und werde glücklich!

Satisficing

Buch dir einen Kurztrip nach Prag. Lege vorher fest, wie viel du für das Hotel ausgibst. Dann nimmst du die erste Unterkunft, die passt, schön ist – und bezahlbar. Das ist wahre Anspruchserfüllung – *Satisficing* heißt die offizielle Wort-Neu-Schöpfung dazu. In der übrigen Zeit gehst du shoppen – oder du bestellst dir einen Kaffee, ohne dich danach zu erkundigen, ob es Filterkaffee, Café Creme oder ein Café Lungo ist. Einfach ein ehrlicher Kaffee…. Dabei nicht dran denken, ob es ein besseres Hotel gegeben hätte – hätte es nicht. Du hast das beste ausgewählt. Super! Genieße den Kaffee. Genieße den Tag. Und schriebe kein Buch.

Das Ganze klingt dir zu sehr nach Weichspüler? Natürlich lassen sich nicht alle Menschen in zwei Kategorien von irgendetwas einteilen und Glück gibt es auch nicht aus dem Bausatz. Aber du weißt ja: Less-is-more.

Maximizing

Wie würde ein Maximierer Essen gehen? Am besten gar nicht, denn ein Blick in eine Speisekarte, die mehr als ein Gericht enthält, würde ihm ernste Probleme bereiten. Er wird sich in Auswahlmöglichkeiten verlieren: Was ist das beste Gericht? Schmeckt in diesem Lokal der

Fisch besser? Kommt er sogar frisch vom Markt? Welches Fleisch wird hier serviert? Hoffentlich Bio, oder? Und warum eigentlich nicht auch mal Gemüse? Welcher der 15 vegetarischen Aufläufe ist der Beste? Da hilft nur eins: Speisekarte geschlossen halten und Wiener Schnitzel bestellen. Wählen, was man kennt. Das ist, du weißt es schon, Rekognitionsheuristik. Das geht immer. Oder schauen, was die anderen essen. Oder den Kellner fragen, was er empfiehlt. Das sind schon wieder zu viele Möglichkeiten? Dann am besten in ein Keine-Wahl-Dinner-Restaurant: Ein Gericht, keine Auswahl.

Kann ein Maximierer überhaupt heiraten? Würde er nicht immer versuchen, einen Partner zu finden, der noch besser zu ihm oder ihr passt. Jemand, der noch schöner, schlauer, witziger ist? Vielleicht würde der Maximierer erst einmal rational an die Sache herangehen. Pro- und Kontra-Liste, Errechnen des maximalen Nutzenwertes. Doch wenn es nicht ganz eindeutig ist? Ein Blick auf weitere mögliche Partner in der Internet-Kontakt-Börse: Katastrophe! Tausende möglicher Lebenspartner. Der Satisficer hingegen sagt sich: Ich heirate, wenn die anderen auch heiraten. Oder: Ich nehme die oder den, den ich eh schon kenne.

Wahrscheinlich solltest du dich auf gar keine Kategorien festlegen. Dein Anspruchsniveau vollkommen satisficern. Oder einfach so lange alles durch-maximieren bis es so mega-maximal ist, dass du dich mit dem Minimum begnügst. Das wäre dann das ultimative Entscheidungslevel:

> Maximale Anspruchslosigkeit auf minimalem Niveau. Das sollte dein Ziel sein.

15.2 Wie du bist

Menschen lassen sich nicht gerne in Persönlichkeits-Schubladen stecken. Und oft ist es auch nicht so einfach. Ob du zum Zweifeln neigst oder eher knallhart entscheidest, hängt nicht nur davon ab, wie dein Gehirn aufgebaut ist und wie es funktioniert, es kann ein Persönlichkeitsmerkmal sein. Es kann aber auch einfach mit dem schlechten Wetter zusammenhängen. Deshalb sollte man sich nicht leichtfertig in irgendwelche Kategorien einteilen lassen oder selbst irgendwelche Diagnosen stellen.

Zunächst einmal: In welcher Lebenssituation befindest du dich? Wenn du im Lotto gewonnen hast, wird dir die Entscheidung das Motorboot zu kaufen relativ leichtfallen. Wenn du aber gerade deinen Job verloren hast, wirst du deinen Partner nicht leichtfertig in das teuerste Lokal der Stadt zum Essen einladen

Abgesehen davon spielt dein Charakter eine wichtige Rolle. Bist du ängstlich oder mutig? Neigst du dazu, Konflikten eher auszuweichen? Hast du viele Interessen, die du gar nicht unter einen Hut bekommst? Würdest du dich als einen Perfektionisten beschreiben? Verfolgst du sehr hohe Ziele? Hast du etwa Angst davor, dass deine Entscheidungen zu Beachtung durch andere führen, dass du damit im Rampenlicht stehen könntest?

Egal, was es ist, eins ist schon mal klar: Deine Eltern sind schuld! Warum? Weil es immer so ist. Okay, ganz so einfach ist es nicht. Aber wie du aufgewachsen bist, was du für Erfahrungen gesammelt hast in deinem Leben, wird dein Verhalten später beeinflussen. Es gibt verschiedene

Entwicklungsphasen, die kannst du dann alle mit einem Psychologen besprechen. In aller Kürze: Hast du gelernt, dich von deinen Eltern abzugrenzen? Haben sie dir die Möglichkeit dazu gegeben oder wurde jeder Versuch, Eigenständigkeit zu erlangen, mit Kritik, Abwendung oder gar Liebesentzug bestraft? Klappe zu und Schnuller rein, du willst doch nicht, dass die Mama traurig ist, oder?

> Entscheidungen zu treffen, bedeutet immer ein Stück Unabhängigkeit, Autonomie.

Wenn dir deine Mutti immer noch die Wäsche macht, hast du das vielleicht noch nicht so gut gelernt. Es ist wichtig, aus alten Rollenmustern herauszutreten, und eigene Wege zu gehen. Und das musst du schon selber machen. Das wird mehr oder weniger ein Kompromiss sein zwischen Autonomie und Schuldgefühlen. Besser wird's nicht.

Wenn aber was grundsätzlich nicht stimmt, deine ganze Person so schwer gestört ist, dass du dein Leben gar nicht auf die Reihe bekommst, dann kann es sich in seltenen Fällen um eine Persönlichkeitsstörung handeln. Das sind tiefgreifende Störungen der gesamten Persönlichkeit, die das Leben maßgeblich beeinflussen. Solche Diagnosen dürfen nur nach sorgfältiger Prüfung von Fachleuten wie Psychiatern oder Psychotherapeuten gestellt werden. Diese Störungen können dann Ursache für Entscheidungslosigkeit und Zweifel sein. Bei einer dependeten Störung zum Beispiel, wenn du dich in krankhafter Form von anderen

Personen abhängig machst, wirst du es dir mit Entscheidungen nicht leicht machen. Und wenn du dir jedes Mal dreimal die Hände waschen und dabei Happy Birthday singen musst, bevor du auf die Straße gehst, könnte es schwierig werden, sich für ein Paar neue Socken zu entscheiden. Wenn es aber bei dreimal Hände waschen bleibt und du sonst gut durchs Leben kommst – wo sollte das Problem sein? Dann bist du halt ein bisschen zwanghaft, kleinere Neurosen beleben das Geschäft.

Wer eine Depression hat, dürfte sich auch mit Entscheidungen etwas schwertun. Das ist dann ein Symptom unter weiteren. Gedrückte Stimmung, Antriebsschwäche, Freudlosigkeit, Interessenverlust und auch noch Konzentrationsstörungen – wer kann dann noch gut entscheiden?

Zumindest sollte man dann entscheiden, einen Arzt oder Therapeuten aufzusuchen.

Schwierigkeiten, Entscheidungen zu treffen, müssen aber nicht bedeuten, dass man an einer psychischen Erkrankung leidet. Wenn es „nur" um die Arbeitsstörung geht, Dinge nicht anzupacken, dann spricht man von:

16

Prokrastination – bitte was?

Inhaltsverzeichnis

Für das Aufschieben gibt es ein Fremdwort: Prokrastination. Yes! Klingt gleich wie eine Diagnose.

> Du bist nicht einfach entscheidungsschwach, nein du leidest an etwas, für das es sogar einen komplizierten Fachbegriff gibt.

M. C. Poetzsch, *Entscheidungen*,
https://doi.org/10.1007/978-3-662-57586-4_16

Das ist aber keine wirkliche Diagnose, sondern eher eine Benennung des Symptoms. Also, doch keine Krankheit?

Prokrastination ist nicht etwas Ansteckendes, auch wenn es so klingt. Nüchtern formuliert handelt sich um eine Störung der Selbst-Regulation, die zu Problemen beim Arbeitsverhalten führen kann. Das heißt nicht Entscheidungslosigkeit. Du vermeidet es, eine Aufgabe in Angriff zu nehmen oder dich einer Sache konsequent zu widmen. Obwohl du dich deswegen schlecht fühlst, gelingt es dir nicht das Ganze ohne großen Stress umzusetzen. Stattdessen beschäftigst du dich lieber mit anderen Dingen, zum Beispiel Play Station spielen oder Shopping. Schlimmstenfalls hast du kaum mehr Kontrolle über die Handlungen, mit denen du versuchst, dich abzulenken.

An zwei Universitäten in Deutschland gibt es dafür eigene Anlaufstellen – sogenannte Prokrastinationsambulanzen. Warum an der Uni? Viele der Aufschieber sind Studenten. Falls du auch einer bist, dann weißt du, wie das ist: Jede Menge Partys, freie Zeiteinteilung, Studenten-WGs, Demos, Workshops – und das nach mindestens 12 Jahren Abschreiben von der Tafel, mit Note auf Heftführung. Dann gibt es diese lästigen Seminararbeiten. Da sollst du viele Seiten schreiben, dich konzentrieren, während die anderen Karten spielen, Bier trinken und Musik hören. Wer da nicht anfängt zu prokrastinieren, dem ist auch nicht mehr zu helfen. Kurzfristig kann das erst einmal Erleichterung schaffen. Du schreibst heute nicht an der langweiligen Arbeit weiter oder lernst für den Schein aus dem Nebenfach. Stattdessen ab ins Freibad, in der Sonne liegen und schon geht es besser. Aber wie lange? Denn der Termin für die Klausur rückt immer näher. Eine kurzfristige Spannungserleichterung ist sicher schön, aber was kommt langfristig für dich dabei heraus?

16.1 Bist du ein Aufschieber?

Wenn du deine Semesterarbeit nicht zum vereinbarten Termin abgibst, kann das ein Ausrutscher sein. Wenn du deswegen Gefahr läufst, dein Studium nicht abzuschließen, dann musst du etwas tun. Genauso problematisch wird es, wenn deine Gesundheit darunter leidet. Du willst mit dem Rauchen aufhören? Jeden Tag nimmst du dir das vor? Du leidest vielleicht an Asthma? Dann hast du ein gesundheitliches Problem, und das solltest du dich nicht aufschieben. Aber wie du weißt, bist du damit nur einer von Millionen. Wenn du aber neben dem Rauchen und der verschobenen Semesterarbeit merkst, dass gerade gar nichts mehr geht? Du hast dir etwas vorgenommen, etwas Wichtiges, und stellst fest, dass du wieder 10 Stunden vor dem Fernseher verbracht hast. Oder du weißt gar nicht mehr, was du die letzten Stunden gemacht hast, aber sicher nicht das, was du eigentlich tun wolltest. Schließlich denkst du nur noch an den einen Termin, in deinem Kopf kreisen die Gedanken, es geht nicht mehr vor und zurück? Dann hast solltest du etwas tun. Nur was?

Was hast du das letzte halbe Jahr gemacht? Hast du deine Zeit damit verbracht, wichtige Tätigkeiten hinauszuschieben, obwohl du Zeit gehabt hättest? Wenn du stattdessen lieber in der Sonne gelegen bist, klingt das erst einmal menschlich. Aber konntest du deine persönlichen Ziele deshalb nicht umsetzen? Haben die Aufgaben, die du eigentlich erledigen wolltest, oft Abneigung ausgelöst? Hast du überhaupt irgendetwas geschafft, und wenn, dann nur unter großem Zeitdruck? Hast du das Gefühl, du machst alles nur halb so gut wie du eigentlich könntest? Wenn jetzt noch körperliche Symptome wie Muskelverspannungen oder Schlafstörungen dazukommen, dich eine innere Unruhe und ein ständiges Druckgefühl quälen, dann kann es sein, dass du an Prokrastination leidest. Es kann aber auch sein, dass du eine Depression hast oder eine andere Erkrankung, die die Beschwerden besser erklärt. Das muss dann durch einen Spezialisten wie zum Beispiel einen Psychotherapeuten oder Psychiater beurteilt werden. Also, lieber keine vorschnellen Selbst-Diagnosen stellen.

16.2 Wen trifft es?

Was dahinter liegt, kannst du abklären lassen. Dazu musst du dich nicht in eine psychiatrische Klinik einweisen lassen. Wenn du das Gefühl hast, du leidest darunter, gehst du am besten zu einem Psychologen oder zu einer Beratungsstelle. Dort wird man dir nicht Elektroschocks verabreichen, sondern einfach mit dir reden. Das soll funktionieren. Prokrastination kann mit verschiedenen Problemen oder Störungen verbunden sein. Zunächst einmal geht es um ein erlerntes Verhalten, das durch Belohnung verstärkt wird. So kann man kurzfristig Spannungen abbauen. Leider führt dein Verhalten aber nur tiefer in die Probleme, die du eigentlich vermeiden möchtest. Vielleicht hast du Angst vor Prüfungen und schiebst sie deshalb vor dir her. Oder du bist extrem perfektionistisch, und fängst deshalb nichts an, weil du deinen hohen Ansprüchen ohnehin nicht gerecht werden kannst. Und wenn du nur mit halbem Einsatz an die Sache herangegangen bist, dann ist es nicht so schlimm, wenn es dann nicht klappt. Das heißt dann *self-handicapping*. Es können auch tiefer liegende Konflikte oder Störungen dahinterliegen, sodass das Aufschieben nur ein Symptom einer Erkrankung darstellt wie zum Beispiel bei einer Depression oder gar einer Persönlichkeitsstörung.

Oder du leidest am sogenannten ADS bzw. ADHS, dem *Aufmerksamkeits-Defizit-Syndrom* mit oder ohne *Hyperaktivität*. Dann hast du aber kein Problem, mit etwas anzufangen. Eher machst du viel zu viel und das alles gleichzeitig. Wie sollst du das dann alles durchhalten? Du kannst dich schlecht durchgehend auf eine Sache konzentrieren, wechselst häufig die Tätigkeit oder machst mehrere Dinge gleichzeitig. Dabei bist du entweder sehr unruhig, also hyperaktiv, oder wirkst eher verträumt. Wobei hier dann die Bandbreite ohne professionelle Diagnostik ziemlich groß werden kann: Bist du unruhig? ADS mit Hyperaktivität. Bist du nicht unruhig, eher verträumt? ADS ohne Hyperaktivität. Deshalb sollten solche Diagnosen nicht leichtfertig gestellt werden. Das Aufmerksamkeits-Defizit-Syndrom ist oft mit schlechteren Leistungen in der Schule oder der Arbeit verbunden. Du müsstest das Ganze schon aus deiner Kindheit kennen: Unaufmerksamkeit, Unruhe und Impulsivität, Stimmungsschwankungen, wenig Kontrolle über dich selbst Du kannst anderen nicht zuhören, unterbrichst sie oft, verlierst ständig Sachen, vergisst Termine? Was bist du nur für ein ungezogenes Kind!

Anscheinend gibt es immer mehr Patienten mit ADS-Diagnosen. Ob das nun etwas mit unserer hektischen Zeit zu tun hat, ob einfach genauer hingesehen wird oder wir dem Zappelphilipp endlich eine Diagnose verpassen können, dazu gibt es unterschiedliche Ansichten. Doch bevor du dir jetzt Medikamente verschreiben lassen möchtest, lass dich erst einmal untersuchen. Wenn die Unruhe immer werktags zwischen 8 und 16 Uhr im Büro auftritt, dann geh lieber mal zur Berufsberatung. Vielleicht bist du einfach ein ausgefallener kreativer Typ und hast den falschen Job.

Okay, keine Depression, kein Zappelphilipp? Das Aufschieben von Arbeiten löst bei dir Stress und Unzufriedenheit aus, macht dich körperliche und psychisch fertig? Du schläfst schlecht, der Chef nervt, deshalb hast du schon wieder deine Ausbildung abgebrochen? Dann willkommen im Club der Prokrastinanten!

16.3 Und was hilft jetzt?

Wenn es sich um Alltägliches handelt, mag es kein Problem darstellen, ist es manchmal sogar sinnvoll. Aber musst du dich stressen? Musst du immer erst ins Fitnessstudio, damit du später ein Eis essen kannst? Wer allerdings überhaupt keinen Sport mag, sondern nur Süßigkeiten, der wird vielleicht ein Problem mit seinem Gewicht und den Zähnen bekommen. Auf lange Sicht gesehen also schlecht. Wenn du dich dann immer mit einem schlechten Gewissen quälst, nervt das auch. Ein bisschen Struktur kann helfen. Immer mittwochs zum Fußballtraining und freitags zum Judo, das reicht schon. Außerdem muss man manchmal seine Batterien aufladen. Es ist einfach anstrengend, ständig Entscheidungen zu treffen. Das kann zu Ermüdungserscheinungen führen, dem sogenannten *decision fatigue*. Wer zwischendurch mal eine Ruhepause einlegt, ohne dabei von schlechtem Gewissen zerfressen zu werden, kann danach wieder mit voller Kraft ans Entscheiden gehen. Auf dem Weg zum Gipfel mal eine Ruhepause einlegen, dann mit neuer Energie den richtigen Weg wählen. Dabei auf Ablenkungen verzichten und sich auf ein Ziel konzentrieren, nicht auf mehrere. Für Studenten heißt das: für *eine* Prüfung lernen (Ziel), in dieser Zeit nur auf *ein* Fest gehen (gar nicht feiern ist auch keine Lösung), dort nur *eine* Flasche Wein trinken.

Abgesehen davon solltest du vielleicht einfach anfangen, das zu tun, worauf du wirklich Lust hast. Ja, wirklich, die Frage ist, worauf du Bock hast. Wenn du keine Lust hast, die Seminararbeit zu schreiben, weil du nicht nur Platon langweilig findest, sondern das ganze Politik-Studium dir eigentlich keinen Spaß macht – wie wäre es dann mit einem Fach, das dir wirklich gefällt? Oder suche dir einen Job, der tatsächlich zu dir passt. Denn: Wer seine Arbeit nicht liebt, der schiebt. Aber vielleicht passen auch einfach die Arbeitszeiten nicht zu deinem physiologischen Rhythmus. Normalerweise heißt es vormittags Gas geben, während du dir am Nachmittag nicht zu große Ziele setzen solltest. Die Sachen, die dich von deiner Arbeit ablenken, sollten vielleicht nicht gerade neben deinem Schreibtisch stehen. Und nach 2 Stunden lernen kann man auch mal eine Pause machen und das tun, worauf man dann Lust hat.

Tue das, worauf du wirklich Lust hast!

Triff Freunde, mit denen du dich gerne triffst. Und wenn du am Wochenende einfach keine Lust hast deine Tante zu besuchen und den Termin deshalb aufschiebst, dann sag halt ab. Die Ziele und Vorstellungen dürfen einen nicht dominieren. Manche Sachen kann man erst mal lassen, an andere entspannter herangehen. Und wenn etwas trotzdem nicht fertig wird, muss man sich deshalb nicht fertig machen. Die Konsequenzen muss man hinnehmen. Das heißt dann Selbstakzeptanz. Ein bisschen negative Gefühle wirst du schon aushalten. In kleinen Schritten kommt man auch an. Das kann erst mal ein realistisches naheliegendes Ziel sein.

Natürlich gibt es auch Fachbücher zur Prokrastination, in denen erklärt wird, wie man seine Zeit gut einteilen kann. Und wenn die Bücher nicht mehr helfen, dann gibt es Beratungsstellen und immer noch den guten alten Therapeuten, das heißt dann Psychotherapie. Warum auch nicht? Kostet ja nix.

Abgesehen von den Sachen, die man nicht unbedingt tun muss, gibt es noch das, was getan werden muss. Zum Beispiel den kranken Freund besuchen, einmal im Jahr die Schwiegermutter einladen, Essen einkaufen, auf die Toilette gehen. Manche Sachen müssen erledigt werden, dann hilft es auch nicht, sie aufzuschieben. Vielleicht lässt sich das mit etwas Angenehmen verknüpfen?

16.4 Du bist viele

Und zu guter Letzt noch die gute Nachricht: Du bist nicht allein. Menschen schieben ihre gute Vorsätze auf, zum Beispiel mit dem Rauchen aufzuhören oder weniger Süßigkeiten zu essen. Sie melden sich nicht im Sportverein an, schieben das unangenehme Gespräch beim Chef auf, die Steuererklärung bleibt liegen, das Auto müsste in die Werkstatt und der Keller sollte seit Ewigkeiten mal ausgemistet werden. Politiker schieben Entscheidungen auf, treffen sich in endlosen Sitzungen, anstatt verbindliche CO_2-Werte festzulegen. Der Klimawandel wird verdrängt, genauso wie drohende Finanzkrisen oder Hungersnöte. Was wiegt da schon eine aufgeschobene Seminararbeit?

Du hast das Gefühl, du hast nicht genug Zeit, um endlich dies oder jenes in Angriff zu nehmen? Seien wir ehrlich – die Zeit, um eine Stunde fernzusehen, hast du doch auch gehabt. Ist auch völlig in Ordnung. Ganze Industrien leben davon, dich abzulenken: Computerspiele, Fernsehen, Internet. Im Supermarkt um die Ecke gibt es alles, was das Herz begehrt, und daneben ist gleich der Fast-Food-Laden. Die volle Bedürfnisbefriedigung, jeden Tag.

Die Ablenkungen werden immer mehr und immer besser, nur leider ist die Arbeit immer noch genauso langweilig.

Schlaue Menschen haben mal ausgerechnet, was uns das Nichtstun kostet. Wenn Millionen von Berufstätigen während ihrer täglichen Arbeitszeit eine oder zwei Stunden nichts tun, zum Beispiel, indem sie ihre privaten Mails checken, einen Flug buchen, Computer spielen oder in die Luft gucken, sind das enorme Kosten. Natürlich ist es wichtig, auch mal mit den Kollegen zu plaudern. Deshalb stellen moderne Unternehmen einen Kicker in den Aufenthaltsraum oder schaffen sogar Ruheräume für einen Mittagsschlaf. Aber wie viel sinnlose Zeit wird in Besprechungen vergeudet, die vertagt, wiederholt, abgesagt und neu geplant werden? Wie viele sinnlose Worte werden gesprochen, Emails geschrieben und nicht beantwortet, Projektgruppen gegründet und Intrigen geschmiedet? Wir könnten so viel effektiver sein.

Aber wollen wir das? Wir sind Menschen und keine Maschinen und deshalb ist es wichtig auch einmal nichts tun zu dürfen. Wer würde in einem Betrieb arbeiten, der nur zu 100 % auf Leistung ausgerichtet ist, in dem keine privaten Gespräche erlaubt sind, und man nicht auch einmal sinnloses Zeug reden kann? So eine Firma wäre nicht mehr effektiv, weil dort niemand arbeiten wollte. Im Einzelnen sind die Mitarbeiter, die ihre Arbeit ständig aufschieben, vielleicht etwas weniger erfolgreich. Na und? Schau mal deinen Chef an: Der schiebt alles auf die lange Bank, und verdient dabei doppelt so viel wie du.

17 Schwierige Situationen – einfache Strukturen

Inhaltsverzeichnis

Manche Sachen kann man nicht aufschieben. Wie entscheidet man schnell und sicher bei Notfällen? Egal ob Flugzeugabsturz oder Verkehrsunfall – es helfen einfache Strukturen, aber auch hier ist es manchmal wichtig zu zweifeln.

Als am 15. Januar 2009 beim Airbus A320 die Triebwerke ausfielen, weil Wildgänse in beide Turbinen geraten waren, blieb dem Piloten nur sehr wenig Zeit. In der

M. C. Poetzsch, *Entscheidungen*,
https://doi.org/10.1007/978-3-662-57586-4_17

Theorie musste er eine 3-seitige Checkliste für den Triebwerksausfall durchgehen. Die Entscheidung, nicht zum Flughafen zurückzufliegen, sondern auf dem Hudson-River eine Notlandung zu versuchen, beruhte aber auf einer einfachen Regel:

Den Tower fxieren. Wenn dieser in der Cockpitscheibe aufsteigt, werden wir es wahrscheinlich nicht zum Flughafen zurückschaffen. Dann ist die Maschine schon zu sehr im Sinkflug.

Klingt nicht so kompliziert, wie man erwarten würde. Der Pilot wollte sich selbst nicht als Helden stilisieren, obwohl die geglückte Notwasserung als Meisterleistung gilt. Er habe sich nur an die Vorgaben gehalten, was in solchen Situationen zu tun sei.

Für komplexe Probleme braucht es einfache Regeln. Das hat auch schon der Philosoph René Descartes gewusst. In seinem Discours de la methode (Abhandlung über die Methode, richtig zu denken und Wahrheit in den Wissenschaften zu suchen) gibt er folgende Anleitung – und das lässt sich auch heutzutage auf Bereiche anwenden, in denen schnelles und richtiges Handeln überlebenswichtig sein kann. Zum Beispiel in der Luftfahrt oder in der Notfallmedizin:

1. **Skepsis**: Zunächst einmal soll man alles in Frage stellen, nichts für wahr halten, was nicht so klar und deutlich ist, dass es nicht in Zweifel gezogen werden kann. Das würde zum Beispiel im Fall eines Flugzeugabsturzes

bedeuten, dass du zunächst in Frage stellst, ob der Treibstoff wirklich alle ist. Vielleicht ist nur die Anzeige kaputt oder es gibt noch ein ganz anderes Problem. Die Tatsache, dass du dich gerade im Sturzflug befindest, dürfte jedoch eindeutig genug sein.

2. **Analyse**: Schwierige Probleme in Teilschritten erledigen. Jede Frage wird in Teilprobleme und einfache Fragen zerlegt, die du mit Gewissheit beantworten bzw. entscheiden kannst. Das ist nicht nur für philosophische Fragestellungen sinnvoll. In der Notfallmedizin gibt es bei einem Herz-Kreislauf-Stillstand eine einfache Merkregel, mit der man das schwierige Problem in einfache Fragen zerlegen kann: HITS – das steht unter anderem für **H**erzbeuteltamponade, **I**ntoxikation, **T**hromboembolie und **S**pannungspneumothorax. Aus jeder der vier Ursachen würde sich eine Entscheidung ergeben, entweder zu einem Eingriff am Herzen oder der Lunge, der Behandlung eines Herzinfarktes oder der Gabe von Medikamenten gegen eine Dogenüberdosis.
3. **Konstruktion**: Descartes empfiehlt dann vom Einfachen in Teilschritten zum Schwierigen fortzuschreiten. Das würde für den Notarzt zum Beispiel bedeuten, eine Maßnahme wie die Gabe von Medikamenten bei einer Überdosis einzuleiten. Dafür muss man sich zunächst überlegen, welche Art von Drogen zum Kreislaufversagen geführt haben (Teilschritt) und dann das richtige Medikament verabreichen.
4. **Rekursion**: Schließlich sollst du stets überprüfen, ob bei deiner Untersuchung Vollständigkeit erreicht ist. Das ist auch heutzutage Teil jeder Notfallcheckliste, im Cockpit genauso wie in der Notfallmedizin.

Die **Intuition** schließlich soll dir dabei helfen, komplexe Probleme so zu zerlegen, dass du einzelne Elemente intuitiv als wahr erkennen kannst. Das ist moderne Psychologie und entspricht heuristischen Verfahren: An große Probleme gehst du mit einfachen Regeln heran. Dabei beschränkst du dich auf einen Teil der Informationen.

17.1 FORDEC

Aus der Raum- und Luftfahrt gibt es Schemata, die in Notfallsituationen helfen sollen, eine gute Entscheidung zu treffen. Wenn es irgendwann einmal heißt: „Houston, wir haben ein Problem", ist es gut, wenn es eine Strategie gibt. Wie machen das also die Astronauten? Hierzu ein Schema, das nennt sich FORDEC. Die Buchstaben sind einzelnen Punkten zugeordnet, die man dann Schritt für Schritt durchgehen kann.

- F steht für **Facts** und heißt erst einmal: Was ist Sache? Welche Fakten liegen vor? Wie ist die Ausgangslage? Gibt es einen Entscheidungsbedarf? Analyse der aktuellen Situation, dann Ziele festlegen und Prioritäten setzen.
- O steht für **Options**: Welche Optionen gibt es? Welche Verfahren können wir anwenden, welche Handlungsmöglichkeiten gibt es?
- R steht für **Risks and Benefits**: Welche Risiken und Unsicherheiten gibt es, was verspricht am meisten Aussicht auf Erfolg?
- D steht für **Decision**: Treffen der Entscheidung.

- E steht für **Execution**: Jetzt kommt die Ausführung und das Umsetzen der Entscheidung. Dabei festlegen, wer für was zuständig ist und wer welche Aufgaben übernimmt. Die Entscheidung sollte das geringste Risiko und die besten Erfolgsaussichten haben. Zusätzlich sollte es eine Back-up-Option geben, also einen Plan B.
- C steht für **Check**: Stimmen die Fakten noch? Hat sich mittlerweile eine neue Situation ergeben? Passt unser Plan noch? Sonst Rückkehr zu den Fakten.

Klingt doch erst einmal ganz gut – und auch nicht viel anders als bei Descartes: Skepsis, Analyse, Konstruktion und Rekursion. Lässt sich bestimmt auch auf viele andere stressige Situationen anwenden, wie zum Beispiel den Aufbau des Billy-Regals von IKEA.

17.2 ABCDE

In der Notfallmedizin hat sich ein spezielles Schema bewährt. Es ist sogar noch einfacher und heißt ABCDE-Schema:

- A steht für **Atemwege** und **Stabilisierung der Halswirbelsäule.** Wer einen gebrochenen Halswirbel oder einen verlegten Atemweg hat, stirbt daran am schnellsten. Der Atemweg muss gesichert sein, Fremdkörper im Rachen oder der Luftröhre entfernt werden
- B steht für **Beatmung**, dabei geht es speziell darum, wie gut oder schlecht der Patient atmet. Wie sieht der Brustkorb aus, ist die Haut blau? Sauerstoff geben, wenn notwendig beatmen.

- C steht für **Circulation**. Damit ist der Kreislauf des Patienten gemeint. Wie sind der Blutdruck und der Puls? Gibt es eine größere Blutung?
- D steht für **Disability**, das bedeutet Durchführung einer kurzen neurologischen Untersuchung. Wie ist die Bewusstseinslage des Patienten? Sind die Pupillen gleich groß?
- Und E schließlich steht für **Environment/Exposure**. Damit ist eine etwas ausführlichere Untersuchung des Patienten gemeint.

Für Informationen zur Krankengeschichte gibt es ein weiteres Notfall-Schema, das heißt SAMPLE-Schema. Die einzelnen Buchstaben stehen für **S**ymptome, **A**llergien, **M**edikamente, **P**räexistente Erkrankungen/**P**regnancy, **L**etzte Mahlzeit und **E**reignishergang. Die Fragen beziehen sich auf die genauen Beschwerden des Patienten, auf seine Krankengeschichte mit Vorerkrankungen, Medikamenten und Allergien. Wann hat der Mensch zuletzt etwas gegessen? Könnte die Patientin schwanger sein? Und was ist ganz genau passiert?

Du siehst, je einfacher, desto besser.

Das hat auch schon Descartes gewusst. Er empfiehlt dir, die Probleme so zu zerlegen, dass du einzelne Elemente intuitiv als wahr erkennen kannst. Für den Notarzt oder Piloten bedeutet das nicht, dass er keine Ahnung hat und alles aus dem Bauch heraus entscheidet, so wie er es gerade fühlt. Vielmehr setzt eine solche Intuition Erfahrung voraus. Die erlaubt dir, die komplexe Situation zu erkennen und in Teilschritte zu zerlegen. Die einzelnen Probleme kannst du dann mit einfachen Regeln lösen. So kannst du dir erst einmal Zeit verschaffen.

17.3 Keep it simple

In komplexen Situationen ist es nicht möglich, alle Einzelheiten zu berücksichtigen. Das würde zu viel Zeit erfordern und wahrscheinlich auch nicht zu einer besseren Lösung führen. Für Ärzte ist nicht immer die aufwendigste und komplizierteste Untersuchung die beste, um eine richtige Diagnose zu stellen. Mit dem HINTS-Test (Head-Impuls, Nystagmus-Test und Test of Skew) lässt sich von einem geübten Untersucher ohne weitere Hilfsmittel sehr gut feststellen, ob es sich um eine zentrale Schädigung im Gehirn oder eine periphere des Gleichgewichtsorgans handelt. Das funktioniert tatsächlich mindestens genauso gut wie ein MRT. Auch auf Röntgen-Untersuchungen lässt sich oft verzichten. Für Patienten mit Rückenschmerzen gibt es Warnsignale (sogenannte Red-flags), bei denen eine Bildgebung erfolgen sollte, abgesehen davon ist dies in den meisten Fällen nicht erforderlich. Wenn jemand mit dem Fuß umgeknickt ist, haben Mediziner eine einfache Regel erstellt (Ottawa-Ankle-Rule), die erklärt, wann man ein Röntgen-Bild machen sollte und wann es nicht erforderlich ist. Die Regel besagt im Grunde: Wenn es an bestimmten Stellen bei der Untersuchung am Fuß nicht weh tut und der Patient auf beiden Beinen stehen sowie vier Schritte laufen kann, dann braucht man keine Bildgebung. Das klingt so einfach, wie es ist.

Nicht nur Piloten, Astronauten und Ärzte haben Schemata für Notfallsituationen, einfache Regeln für komplizierte Situationen. Das lässt sich auf viele andere Bereiche übertragen. Wenn du das nächste Mal Probleme mit dem Aufbau deines Bücherregals hast, dann stell dir vor, der Philosoph Descartes kommt vorbei. Er zieht erst einmal alles in Zweifel, vor allem die Stabilität des Regals (Abb. 17.1). Dann erstellt er eine Analyse, dabei zerlegt er das Problem in Teilschritte, in diesem Fall das Regal in seine Einzelteile. Es folgt die Phase der Konstruktion, das

ICH DENKE, ALSO BIN ICH …
NICHT ÜBERZEUGT, DASS DIESES REGAL
STABIL IST

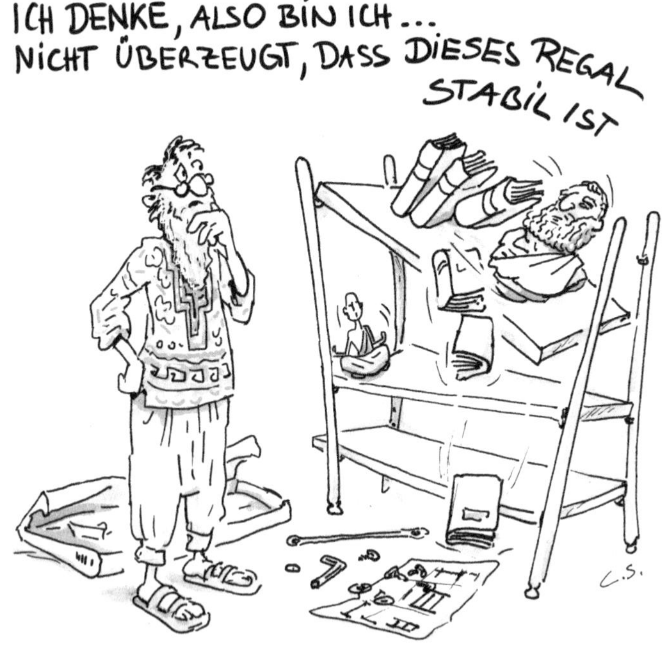

Abb. 17.1 Angewandte Philosophie

heißt nun baut Descartes das Ganze wieder zusammen. Dabei hält er sich genau an die Anleitung oder den technischen Kundendienst. Stoische philosophische Ruhe hilft ihm dabei nicht zu verzweifeln. Wenn alles steht, heißt es Rekonstruktion: Ist alles stabil? Müssen noch Schrauben angezogen werden? Wird es halten? Es hält.

17.4 Aus Fehlern lernen

In der Medizin gibt es zu wenig Trainings, um mit kritischen Situationen umzugehen. Warum das so ist, lässt sich nur vermuten. Vielleicht liegt es an den hierarchischen Strukturen in Krankenhäusern oder daran, dass das medizinische Personal keinen Schaden nimmt, wenn ein Fehler gemacht wird. Bei einem Flugzeugabsturz kommen ja wahrscheinlich auch die Piloten ums Leben, außerdem wäre das Ereignis in allen Medien. In deutschen Krankenhäusern heißt die Regel: Wir machen keine Fehler, wir sprechen nicht darüber. Wenn etwas schiefläuft, sind die anderen schuld. Aber wer würde in ein Flugzeug steigen, wenn der Pilot nicht für jeden Notfall ausgebildet wäre. Für die Krankenhauspatienten würde sich die Wahrheit so anhören:

„Guten Tag, hier spricht ihr Kapitän. Ich bin mit diesem Flugzeug leider noch nie geflogen, kenne aber die Bedienungsanleitung auswendig. Zumindest für meine Prüfung, die ist aber schon wieder ein Weilchen her. Für den unwahrscheinlichen Fall, dass wir abstürzen, rufe ich meinen Hintergrund an…“ Kurze Pause, Knistern in den Lautsprechern, die Passagiere sehen sich unsicher an.

„Wie ich gerade höre, bin ich selbst der Hintergrund. Ich bin hier also der Chef. Deshalb verbitte ich mir jede Einmischung, insbesondere von meinem Ko-Piloten. Der sitzt da, wo sonst meine Mütze sitzt…alter Pilotenwitz, ich hoffe, Sie verstehen. So, jetzt heben wir gleich ab, wo ist hier der Steuerknüppel? Schwester!"

Die Passagiere versuchen auszusteigen, doch zu spät: Das Flugzeug rollt bereits auf die Startbahn…

In der Luftfahrt heißt es spätestens jetzt: „I feel yellow" – „Ich fühle mich mit der Entscheidung unwohl. Bitte erläutern Sie, was sie gerade vorhaben." Das nennt sich *assertive Kommunikation* und bedeutet, dass man jemanden nicht anschreien muss, wenn man mal anderer Meinung ist. Checklisten, regelmäßiges Training und eine Fehlerkultur – denn beim Fliegen wie auch in der Medizin gilt:

Kleiner Fehler, große Wirkung.

Am besten ist es natürlich, schwierige Situationen zu erkennen, damit sie gar nicht erst entstehen können. Dann kann es losgehen. Bitte anschnallen, hier spricht ihr Oberarzt. Check altitude – check attitude – take action.

Für die Flug- und Raumfahrt gibt es eigene Entscheidungsstudien. Das nennt sich dann *Aviation Decision Making*. Man hat dazu verschiedene Entscheidertypen festgelegt: Der *faulty computer* hält sich in stressigen Situationen an vereinfachte Entscheidungsabläufe, die aber zu verzerrten Urteilen und Entscheidungen führen. Durch eine Automatisierung der Abläufe kann er die Situation nicht mehr gründlich erfassen und hält sich zu sehr an Hinweise, die ihm sein vereinfachtes System zur Verfügung stellt. Das würde bedeuten, du verlässt dich im Auto total auf die Anzeige des Displays, das dir sagt: Alles okay, obwohl der Keilriemen kreischt. Die ganze Situation ist so stressig, dass du alles andere ausblendest, weiterfährst und dabei so lange auf den Tacho glotzt, bis der Motor hinüber ist. Aber wer würde sich schon als einen „faulty computer" bezeichnen? Dann lieber ein *rational calculator*. Der gewichtet alle Informationen, wägt dann sorgfältig ab, und kommt zu einer Entscheidung. Kann aber in stressigen Situationen schwierig werden, vor allem wenn es zu neuen unvorhergesehenen Ereignissen kommt. Dann braucht es den *adaptive decision maker*. Der entscheidet auf Grundlage der aktuellen Situation mit der erforderlichen Genauigkeit und dem kognitiven Aufwand. Das klingt doch schon mal ganz gut. Und schließlich der *enquirung expert*: Er erkennt die Situation aufgrund seiner Erfahrung und kann deshalb die dazu am besten passende Handlung vollziehen, ohne dass er zwischen verschiedenen Alternativen abwägen muss. Das verschafft in stressigen Situationen einen entscheidenden Zeitvorteil, setzt aber Erfahrung voraus. Sonst kommt es zu Automatismen und dann sind wir wieder beim „faulty computer" angelangt. Es gibt sicherlich keinen klassischen Entscheidungstyp, einzelne Kriterien dürften sich dabei überschneiden.

Menschen machen Fehler. Das kann einem Piloten, dem Handwerker, einem Arzt oder Ingenieur passieren. Dabei kann es sich um einfache *Patzer* handeln, eine falsche Bewegungsabfolge. Obwohl man weiß, wie man die Maßnahme durchführt, das Wissen spielt dabei keine

Rolle, ist die Hand abgerutscht. Das Problem ist also nicht durch Unwissenheit entstanden.

Es kann aber auch sein, dass man die Situation nicht richtig einschätzt und deshalb eine falsche Handlung durchführt. Das heißt zum Beispiel, der Arzt weiß, was ein Herzinfarkt ist, und wie man ihn behandelt. Trotzdem ist er von einem anderen Problem ausgegangen, und hat seinen Patienten falsch behandelt. Das nennt sich *regelbasierter Fehler*. Hätte er gar nicht gewusst, was die Symptome eines Infarktes sind, wir wollen das nicht hoffen, dann wäre das ein *wissensbasierter Fehler*.

Auch Ärzte machen Fehler. Sie unterliegen den gleichen kognitiven Verzerrungen wie andere Menschen. Sie lassen sich genauso beeinflussen. Wir alle trinken eben lieber aus halbvollen statt aus halbleeren Flaschen. In der Medizin wie überhaupt im Leben geht es nicht nur um harte Fakten. Wie bei allen Entscheidungen zählen auch ethische Prinzipien.

18

Entscheiden in der Medizin – ethische Prinzipien

Inhaltsverzeichnis

Stell dir vor, du bist ein frisch gebackener Notarzt und absolvierst einen deiner ersten Einsätze. Du wirst mit deinem Team in ein Seniorenheim gerufen. Die Einsatzmeldung der Rettungsleitstelle lautet: Reanimation. Das bedeutet, dass in diesem Heim gerade ein Herz aufgehört hat zu schlagen. Vielleicht war es auch nur ein Fehlalarm, aber du stellst dich auf das Schlimmste ein. Und deine Erwartungen bestätigen sich: Als ihr im Zimmer des Patienten eintrefft, siehst du zwei Sanitäter, die gerade an einem leblosen Körper eine Herz-Druck-Massage durchführen. Der eine drückt rhythmisch

M. C. Poetzsch, *Entscheidungen*,
https://doi.org/10.1007/978-3-662-57586-4_18

auf den Brustkorb des Patienten. Der andere bedient den Beatmungsbeutel und fragt dich: „Was sollen wir tun?“

Rasch entscheiden müssen

Es gibt Bereiche, in denen muss man sehr schnell entscheiden, und das unter großem Druck. Natürlich braucht es in Notfällen oftmals eine schnelle Entscheidung. Dann sollte man nicht an Entscheidungslosigkeit leiden. Doch auch hier können Zweifel wichtig und berechtigt sein. Wenn es zudem einmal nicht um die Frage geht: zum Griechen oder Italiener, Vorspeisenteller oder Sodbrennen, sondern um Leben und Tod, dann geht man von alleine anders an die Sache heran.

Was willst du jetzt machen? Der Patient ist bestimmt schon ziemlich alt. Vielleicht wird er nicht mehr aufwachen und wenn nur mit schweren Schäden. Aber du kennst noch gar nicht die Situation, du kennst nicht den Patienten. Deshalb entscheidest du erst einmal gar nichts. Außer die Herz-Druck-Massage fortzuführen, bis mehr Informationen vorliegen. Du versuchst, dir möglichst schnell ein Bild von der Lage zu machen. Die Pflegekraft vor Ort erzählt dir, was passiert ist: Sie haben den älteren Herren leblos auf dem Boden gefunden und sofort den Notarzt verständigt. Währenddessen bekommst du weitere Informationen von den Sanitätern: Der Patient hatte zunächst noch nach Luft geschnappt, sie konnten aber keinen Puls tasten und haben sofort mit der Wiederbelebung begonnen.

Sollte dein Patient rote Flecken am Körper haben, die wie sogenannte Leichenflecke aussehen, oder ist bereits die Totenstarre eingetreten oder hat sogar schon – unwahrscheinlich – der Verwesungsprozess eingesetzt, dann liegen sichere Todeszeichen vor und kannst eine richtige Entscheidung treffen, indem du allen Anwesenden mitteilst: „Wir hören auf." Alles andere wäre sinnlos.

Wenn du aber nicht sicher bist, macht ihr weiter. Würdest du jetzt bereits eine Entscheidung treffen, alle Bemühungen einzustellen, wäre das unwiderruflich. Die ethische Grundlage ist für alle Menschen gleich, egal, ob es sich um eine Notfallsituation handelt oder nicht. Zunächst einmal muss man davon ausgehen, dass jeder Mensch leben will, und auch das Recht dazu hat.

Was nun, wenn dieser Mensch aber nicht mehr weiterleben möchte? Du kannst ihn leider nicht fragen, also heißt es: weiter machen. Es gilt zwar das *Prinzip der Autonomie*, das sagt: Jeder Patient kann eine Behandlung ablehnen, auch Wiederbelebungsmaßnahmen. Aber im Moment gibt es keine Aussagen, kein offizielles Schriftstück, auf dem steht: keine Wiederbelebung. Vielleicht gibt es eine Patientenverfügung, an die muss man sich halten. Das ist sogar gesetzlich so festgelegt. Aber wo ist sie?

Die Pflegerin aus dem Seniorenheim hält dir einen 4-seitigen Brief vor die Nase, es könnte sich um eine Patientenverfügung handeln. Natürlich wirst du sie lesen, aber bevor du jetzt deine Lesebrille herausholst, heißt es erst einmal:

In dubio pro vita! – Im Zweifel für das Leben.

Und da im Moment noch nicht bekannt ist, was in der Verfügung steht, macht ihr weiter. Mittlerweile sind zusätzliche Sanitäter eingetroffen. Der Defibrillator ist angeschlossen, sie haben dem Patienten einen venösen Zugang gelegt. Sie fragen dich, ob sie Adrenalin spritzen sollen.

Jetzt geht es um das *Prinzip des Nutzens*: Dein medizinisches Handeln soll zum Wohl des Patienten erfolgen.

Das Herz deines Patienten schlägt weiterhin nicht, aber auf dem EKG-Monitor erkennst du eine Herzrhythmusstörung. Ein elektrischer Schock wird der Gesundheit des Patienten jetzt am meisten nützen, also führt ihr erst einmal eine Defibrillation durch. „Alle weg vom Patienten!", rufst du, dann löst du den Schock aus.

Mittlerweile hat endlich jemand die vollständige Krankenakte gefunden, in der einige Diagnosen aufgelistet sind. So langsam fragst du dich, ob du dem Patienten nicht eher schadest als nützt.

Primum nihil nocere, hast du mal gelernt. Das heißt, du sollst deinem Patienten erst einmal keinen Schaden zufügen.

Die wenigsten überleben einen Herz-Kreislauf-Stillstand. Vor allem in fortgeschrittenem Alter, und mit so vielen Erkrankungen dürften die Chancen sehr gering sein. Andererseits – woher sollst du jetzt wissen, ob keine Überlebenschancen bestehen?

Du wirfst einen etwas ausführlicheren Blick auf die Patientenverfügung und fragst dich, ob sie auch auf die aktuelle Situation zutrifft. Denn das muss der Fall sein. Wenn das Ganze vor 10 Jahren verfasst wurde, weil der Patient damals Krebs hatte, den er aber mittlerweile wider allen Erwartungen überstanden hat, gilt diese Verfügung womöglich nicht mehr. Leider ist in dem Schriftstück, das du in den Händen hältst, alles ziemlich allgemein formuliert. Ob nun gerade ein „geistiger Abbauprozess" vorliegt oder „ein unabwendbarer Sterbeprozess", kannst du jetzt nicht beurteilen. Ihr macht also weiter. Die Sanitäter fragen dich, ob sie nun schon mal bei der Rettungsleitstelle Bescheid geben sollen, dass ihr ein Intensivbett braucht. Einer meint: „Das hätte er bestimmt nicht gewollt", während ein anderer fragt, ob du jetzt nicht endlich mal intubieren möchtest – also deinen Patienten künstlich beatmen.

Was würdest du jetzt machen?

1. Wiederbelebungsversuche einstellen
2. Intubieren
3. Zweifeln

Zweifeln klingt erst einmal wie die schlechteste Lösung – ist es aber nicht. Während die Wiederbelebungsversuche weiter andauern – ihr gebt noch einmal einen zweiten Elektroschock – findest du heraus, dass dein Patient an einer fortgeschrittenen Demenzerkrankung leidet. Die Pflegekraft erzählt dir, dass der Mann in den letzten Monaten nur noch im Bett gelegen ist, er hatte seine Angehörigen nicht mehr erkannt. Du hast das Gefühl, als würden die Sanitäter jetzt bereits etwas langsamer auf den Brustkorb drücken. Auf dem Pflegebogen ist die

Handynummer des Sohnes notiert, er ist auch der gesetzliche Betreuer. Du rufst ihn an. Er erzählt dir, dass sein Vater in den Tagen, als er noch klar denken konnte gesagt hatte, dass er in Würde sterben möchte. Er wollte nicht in ein Krankenhaus. Eine künstliche Beatmung hätte er sicher abgelehnt. In den letzten Monaten hat er mehr und mehr abgebaut, zuletzt hat er fast nicht mehr gesprochen.

Zusammen mit deinem Team und in Absprache mit dem Sohn entscheidet ihr, die Wiederbelebungsversuche einzustellen. Jede Entscheidung, die du vorher getroffen hättest, wäre auf unsicheren Tatsachen oder Mutmaßungen begründet gewesen. Gut, dass du gezweifelt hast.

18.1 Der ganze Mensch

Wer weiß, wie jemand für sich entscheiden würde, wenn er sehr krank ist, sich aber nicht mehr äußern kann? Wo liegt der richtige Weg zwischen dem freien Willen eines Menschen und der moralischen Verpflichtung zu helfen? Auf der einen Seite steht die Autonomie des Patienten und auf der anderen das ethische Prinzip des Wohltuns.

> Leiden zu vermindern, das sollte zunächst mal das Ziel sein.

Wenn jemand zu einem Chirurgen geht und ihn bittet, seine Nase abzuschneiden, da ihn der Zinken im Gesicht stört, wird sich jeder Mediziner dem Wunsch des Patienten widersetzen. Das würde auch dem ethischen Prinzip des

Wohltuns und des Nicht-Schadens widersprechen. Wenn sich eine Frau ihre Brüste vergrößern lässt, fügt ihr der Chirurg auch einen (kurzfristigen) Schaden zu. Da aber daraus keine körperlichen Beeinträchtigungen bestehen und sich hoffentlich eine langfristige Besserung der Lebensqualität ergibt, kann dieser Eingriff durchgeführt werden.

Ein anderer Patient, der eine notwendige Operation ablehnt, zum Beispiel, wenn er an Lungenkrebs erkrankt ist, weiß vielleicht gar nicht, welche Folgen damit verbunden sind. Natürlich ist das erst einmal seine Entscheidung. Aber nur wenn er mit dem Arzt gesprochen hat, und verstanden hat, was er eigentlich ablehnt, und welche Konsequenzen daraus entstehen, dann ist es eine autonome Entscheidung. Vielleicht geht der Patient davon aus, dass er den Eingriff mit großer Wahrscheinlichkeit nicht überlebt, dass er langfristig auf eine künstliche Beatmung angewiesen ist, oder er hat einfach Angst. Die sollte ihm der Arzt nehmen. Der Arzt erklärt also „auf Augenhöhe", was der Eingriff genau bedeutet. Er respektiert die Freiheit und Würde des Patienten auf einer Grundlage des gegenseitigen Vertrauens, bietet Unterstützung und Beratung an.

Wer-würde-was-wollen?

In einem Versuch sollten Patienten in einem Krankheitsszenario festlegen, welche Entscheidungen sie für sich selbst treffen würden. Dann hat man Angehörige befragt. Und auch Ärzte. Die Entscheidungen der Mediziner passten am schlechtesten zu den Vorstellungen der Patienten. Und die Entscheidungen der Angehörigen? Deren Vorstellungen passten besser, am besten aber zu ihren eigenen Wünschen. Immerhin waren Patientenverfügungen für die Ärzte hilfreich, aber wiederum nicht für die Angehörigen. Das bedeutet, alle müssen zusammenrücken: Ärzte,

Angehörige und Patienten. Zusammen finden sie die beste Entscheidung. Für die Konsequenzen gibt es keine 100 %ige Sicherheit.

Um eine „gute" medizinische Entscheidung zu treffen, ist es wichtig, den Patienten zu verstehen. Wie gut kennt der Arzt seinen Patienten und sein Lebensumfeld? Was weiß er über die Krankengeschichte? Dabei geht es von den abstrakten ethischen Prinzipien hin zum Verständnis des ganzen Menschen. Dann erst zeigt sich, welche Maßnahmen und Behandlungen durchgeführt werden müssen. Das klingt sehr gut, dürfte jedoch in einer Notfallsituation nicht leichtfallen. Aber man sollte es immerhin versuchen. Hierzu drei Fälle:

18.2 Wer hätte das gewollt?

Fall 1: Schwierige Gesamtsituation
Als der Notarzt mit der Patientin in der Notaufnahme eintrifft, ist sie schon ganz blau im Gesicht. Die Frau hat zu Hause über Atemnot geklagt. Ihr Mann hat den Notarzt gerufen. Der hat der Patientin zunächst einmal Sauerstoff verabreicht und ein paar Medikamente gespritzt. Damit ließ sich der Zustand der Patientin etwas verbessern. Der Arzt hatte eine künstliche Beatmung in Betracht gezogen, die Patientin war fast bewusstlos. Aufgrund der „Gesamtsituation", so der Notarzt, das fortgeschrittene Alter und eine Krebserkrankung, habe er aber auf weitere „invasive Maßnahmen" verzichtet. Leider geht es der Patientin immer schlechter. Nun ist zu entscheiden, wie man weiter vorgehen soll. Soll man sie jetzt künstlich beatmen?

Dazu braucht es eine Narkose, wer weiß, ob sie das übersteht. In der Notaufnahme entscheidet sich das Team erst einmal für eine „nicht-invasive Beatmung" mit einer eng anliegenden Sauerstoffmaske. Das verschafft dem Arzt etwas Zeit und ermöglicht einen weiteren Überblick. Die Patientin ist 90 Jahre und hat Krebs – aber heißt das, sie möchte nicht mehr leben?

Bevor hier weitere Entscheidung getroffen werden, sind erst einmal Zweifel angebracht. Was heißt denn überhaupt „Gesamtsituation" der Patientin? Im beiliegenden Arztbrief vom letzten Krankenhausaufenthalt steht: „Zustand nach Mamma-Ca." Die Patientin hatte also irgendwann einmal Brustkrebs. In einem kurzen Gespräch mit den mittlerweile eingetroffenen Angehörigen lässt sich heraus finden, dass die Patientin vor 20 Jahren an der Brust operiert wurde. Das ist auch schon alles. Bislang hat sie mit ihrem Mann zu Hause gelebt, ist alleine zum Einkaufen gegangen und hat jeden Tag für ihn gekocht. Sie liest jeden Tag die Zeitung und war bislang fast gesund. Nur das Herz hat ihr in letzter ein wenig Probleme gemacht, die Beine waren etwas geschwollen und sie hat beim Treppensteigen etwas schwerer schnaufen müssen. Ist das die „Gesamtsituation", aufgrund der man in der Notaufnahme entscheiden soll, weitere Maßnahmen zu unterlassen?

Gut, dass man gezweifelt hat. Die Ärzte entscheiden, die Patientin nicht künstlich zu beatmen – das habe sie nicht gewollt, erzählen die Angehörigen. Trotzdem wird sie auf die Intensivstation verlegt. Vielleicht hat sie sich dort nach ein paar Tagen erholt. Vielleicht ist sie auch „im Beisein ihrer Angehörigen" verstorben.

Fall 2: Atemnot
Der junge Arzt hat heute einen seiner ersten Nachtdienste im Krankenhaus. Er wird auf die Station gerufen wegen eines Patienten mit starker Atemnot. Im Zimmer sieht er einen Mann um die 60 Jahre, der beim Einatmen ein pfeifendes Atemgeräusch macht. Der Hals ist ziemlich geschwollen. Die anwesende Krankenschwester hat die Fenster geöffnet, um frische Luft herein zu lassen. Der Patient bekommt über eine Maske Sauerstoff, er sieht trotzdem ziemlich blass und grau aus. Ein kurzer Blick in den Arztbrief erklärt, dass der Patient an einem nicht mehr operablen Lungentumor erkrankt ist. Außerdem hat er eine chronische Bronchitis im Endstadium. Nun ist im Hals wahrscheinlich noch ein weiterer Tumor gewachsen, der auf seine Luftröhre drückt. In der Patientenverfügung und auch im aktuellen Arztbrief ist klar vermerkt, dass er eine Intensivtherapie, künstliche Beatmung oder auch Wiederbelebungsversuche ablehnt. Das ist zwar einerseits eine klare Aussage, aber andererseits bringt es den Arzt aktuell in eine schwierige Situation. Was ist jetzt zu tun? Im Moment sieht es so aus, als würde der Tumor so stark auf die Luftröhre drücken, dass der Patient nicht mehr atmen kann.

Bedeutet denn eine Patientenverfügung, „nichts mehr zu tun"?

Ein Luftröhrenschnitt würde eine invasive Maßnahme bedeuten. Außerdem muss man kein Chirurg sein, um zu erkennen, dass ein solcher Eingriff bei dieser enormen Schwellung nur unter sehr schwierigen Bedingungen in einem Operationssaal mit der Gefahr von massiven Blutungen möglich wäre.

Da drückt die Krankenschwester dem Arzt eine Spritze mit Morphium in die Hand....

Nach welchem ethischen Prinzip soll er nun handeln? Er kann jetzt nicht ein Ethik-Komitee einberufen und eine Diskussion über Prinzipienethik anfangen. *Prinzipien* als übergeordnete Normen, Grundlagen für moralische und rechtliche Urteile – können die jetzt helfen?

Das *Prinzip der Autonomie* sagt, dass der Arzt zunächst einmal die grundsätzliche Freiheit des Menschen anerkennt. Der erklärte Wille des Patienten lautet: keine Intensivstation, keine weiteren invasiven Maßnahmen wie zum Beispiel eine Operation.

Das *Prinzip des Nicht-Schadens* sagt, dass man erst einmal keinen Schaden zufügen soll. Das heißt in der konkreten Situation, keinen Luftröhrenschnitt durchzuführen, was der Patient wahrscheinlich nicht überleben würde.

Das *Prinzip des Wohltuns* sagt, dass man die Hilfe wählen soll, die dem Wesen des Patienten gerecht wird. In diesem Fall dürfte das tatsächlich die Morphiumgabe sein.

Durch das Unterlassen weiterer Maßnahmen wie einer Notoperation oder aktiver Maßnahmen wie das Spritzen von Morphium leistet der Arzt keine aktive Sterbehilfe. Er lässt das Sterben zu, indem er auf weitere Maßnahmen verzichtet, die ohnehin kaum Aussicht auf Erfolg hätten. Die Gabe von schmerz- und angstlindernden Medikamenten ist zwar ein aktiver Vorgang, bedeutet aber nicht aktive Strebehilfe!

Der Arzt spritzt also das Morphium, es scheint aber nicht zu wirken. Verunsichert ruft er den Oberarzt dazu.

Sie entscheiden sich für eine weitere kontinuierliche Gabe von Schmerzmitteln über einen Perfusor, außerdem werden noch weitere Medikamente zur Beruhigung und Angstlinderung verabreicht. In den frühen Morgenstunden schläft der Patient ruhig ein.

Fall 3: Das hätte die Oma nicht gewollt
Stell dir vor, deine Großmutter leidet an einer fortschreitenden Demenzerkrankung. Sie lebt im Pflegeheim und machte bislang einen recht glücklichen Eindruck. Sie konnte selbstständig durch den Garten spazieren und an den meisten Tagen hat sie dich erkannt, wenn du sie besucht hast. Sie weiß aber nicht mehr, in welchem Jahr sie lebt. Außerdem ignoriert sie, dass sie in einem Heim wohnt – sie sei nur auf der Durchreise. Wegen eines Schlaganfalls ist sie nun im Krankenhaus und schon auf dem Weg der Besserung. Leider kann sie aber seitdem nicht mehr richtig schlucken. Das hat durch die Aspiration von Magensaft in die Lunge zu einer kleineren Lungenentzündung geführt. Nun möchte sie nichts mehr essen. Außerdem besteht die Gefahr weiterer Lungenentzündungen, wenn sie sich wieder verschluckt. Die Ärzte im Krankenhaus haben jetzt die Anlage einer Magensonde durch die Bauchdecke empfohlen. Dies wäre für einen begrenzten Zeitraum notwendig, bis sich deine Großmutter wieder erholt hat. Wenn sie das nicht tut, wird sie aber dauerhaft auf die Sonde angewiesen sein. Es handelt sich um einen eher kleinen Eingriff, der eine leichte Betäubung erforderlich macht, Komplikationen sind selten. Deine Großmutter lehnt den Eingriff jedoch entschieden ab, sie redet vom Sterben. Mittlerweile ist sie schon recht abgemagert und es fehlt ihr wohl auch an

Flüssigkeit. Du bist ihr gesetzlicher Betreuer und sollst nun die Entscheidung treffen, ob der Eingriff gegen ihren Willen durchgeführt wird. Du musst das Formular noch heute unterschreiben, dann kann der Eingriff gleich am nächsten Morgen durchgeführt werden. Es ist 17 Uhr, du hast gerade mit dem Arzt telefoniert, da kommt auch schon das Formular per Fax bei dir an.

Wie entscheidest du dich?

Willst du dich gegen den Willen deiner Großmutter stellen? Würdest du dann nicht das Prinzip der Autonomie verletzen? Schließlich hat sie klar ihren Willen geäußert. Aber kann sie überhaupt eine eigenständige Entscheidung treffen? Neben ihrer Demenzerkrankung ist sie ausgetrocknet, sie befindet sich an einem fremden Ort, sicherlich ist sie deshalb zusätzlich verwirrt. Kann sie überhaupt verstehen, was ihre Entscheidung bedeutet? Ihre Urteilsfähigkeit ist eingeschränkt, die Entscheidung ist nicht gut überlegt, die Konsequenzen sind nicht verständlich – die Bedingungen für eine unabhängige Patienteneinwilligung sind nicht erfüllt. Die Frage ist aber auch: Musst du das jetzt entscheiden? Sicherlich wäre es für die Ärzte einfacher. Dann können sie den Eingriff gleich morgen durchführen. Aber wird deiner Großmutter ein Schaden entstehen, wenn der Eingriff etwas später durchgeführt wird?

Zweifel sind angebracht!

Du lehnst den Eingriff zunächst einmal ab. Am nächsten Tag fährst du in das Krankenhaus und führst ein längeres Gespräch mit dem Arzt und deiner Großmutter.

Mittlerweile hat sie Flüssigkeit über die Vene bekommen und macht einen wacheren Eindruck. Der Krankenschwester fällt auf, dass sie in sehr kleinen Schlucken gut trinken kann. Du erklärst ihr, warum der Eingriff durchgeführt werden soll, generell wäre sie jetzt einverstanden. Sie bekommt aber erst einmal mehr Unterstützung beim Trinken, die Ernährung wird umgestellt. In den nächsten Tagen zeigt sich, dass es ihr wieder besser geht. Sie bekommt regelmäßig Besuch und fühlt sich wohler. Eine Magensonde ist erst einmal nicht notwendig.

Bald ist sie wieder im Pflegeheim und guter Dinge. Und jetzt stell dir vor, zwei Wochen später klingelt das Telefon: Ein Arzt aus der Notaufnahme ist am Telefon. Er spricht sehr schnell, in abgehackten Worten. Im Hintergrund ist es sehr laut, du kannst gerade so verstehen wie er sagt: „Ihrer Großmutter geht es sehr schlecht. Ihre Telefonnummer ist hier angegeben. Wir müssen sie auf eine Intensivstation verlegen und vielleicht eine künstliche Beatmung durchführen. Sind Sie damit einverstanden?"

Wie würdest du dich entscheiden?

Du hattest dir fest vorgenommen, eine Patientenverfügung mit ihr auszufüllen. Leider hast du in der letzten Woche keine Zeit gehabt für einen Termin beim Hausarzt. Du versuchst dir vorzustellen, was sich deine Großmutter gewünscht hätte. Aber was bedeutet das jetzt in dieser Situation? Du warst noch nie auf einer Intensivstation. Und eigentlich hast du auch keine Ahnung, was „künstliche Beatmung" bedeutet. Der Arzt am Telefon drängt auf eine Entscheidung.

Zweifel sind angebracht!

Wer ist denn jetzt eigentlich der Arzt? Du sagst, dass du das medizinisch nicht entscheiden kannst. Du schilderst dem Mediziner aber die Lebenssituation deiner Großmutter – das sollte dich eigentlich der Arzt fragen. Dass sie immer guter Dinge war, immer selbst zum Essen in den Speisesaal gegangen ist. An manchen Tagen ist sie sehr vergesslich. Der Hausarzt hatte von einer beginnenden Demenz gesprochen. Sie wollte nie ein Pflegefall werden

Viel Zeit bleibt vermeintlich nicht mehr für die Entscheidung. Du sagst dem Arzt, dass du weitere erforderliche Maßnahmen wie auch den Aufenthalt auf einer Intensivstation nicht ablehnst. So kannst du dir und deiner Entscheidung Zeit verschaffen, wenn du dir nicht sicher bist. Du bittest ihn aber, weitere medizinische Maßnahmen ohne Aussicht auf Erfolg zu unterlassen. Dann machst du dich auf den Weg ins Krankenhaus, um alles Weitere vor Ort zu besprechen.

Wenn du kein Arzt bist oder nicht weißt, was genau eine künstliche Beatmung ist, und ob genau das abgelehnt wurde, dann musst du das nicht in einer Minute am Telefon entscheiden. Du kannst aber den Arzt fragen: „Was würden Sie in einer solchen Situation für Ihre Mutter entscheiden?" Dann wirst du wahrscheinlich eine ehrliche Antwort bekommen.

Entscheidungen können schwierig sein. Zum Glück treffen wir die meisten davon täglich, ohne uns große Gedanken machen zu müssen. Für das Vorhaben, eine Pizza zu bestellen, wirst du dich nicht an das Ethik-Komitee wenden. Dafür musst du auch nicht verstehen, was Nutzenmaximierung bedeutet. Du machst einfach, was du für richtig hältst. Wenn es aber um Entscheidungen geht, die dich oder andere maßgeblich beeinflussen, spielen moralische Überlegungen eine wichtige Rolle.

Ethische Prinzipien gelten natürlich nicht nur in der Medizin. Wenn jemand in einer schwierigen Situation deine Hilfe braucht, wenn in deinem Leben selbst eine Veränderung ansteht, dann geht es auch um die Moral. Im Prinzip.

19

Anleitung zur Entscheidungslosigkeit

Inhaltsverzeichnis

Du hast nun viel darüber gelesen, wie Entscheidungen getroffen werden. Du kennst sogar die ethischen Prinzipien dazu. Außerdem hast du erfahren: Feldherren, Könige, Schriftsteller – es gibt einige historische Persönlichkeiten mit Entscheidungsproblemen. Und trotzdem fühlt es sich heute schlimmer an. In tausenden von Ratgebern wird erklärt, wie du Entscheidungen treffen kannst. Jeder hat die beste Lösung: Entscheide aus dem

M. C. Poetzsch, *Entscheidungen*,
https://doi.org/10.1007/978-3-662-57586-4_19

Bauch! Entscheide aus dem Kopf! Entscheide! Entscheide! Aber entscheiden tut weh, wer scheiden will, muss leiden.

Darum triff doch die bessere Entscheidung und entscheide einfach nicht. Oder wenn du etwas tun musst, dann mach es falsch.

Keine Entscheidungen treffen, eine falsche Entscheidung treffen. Wie das am besten geht, das erfährst du hier. Im folgenden Anti-Ratgeber geht es um verschiedene Bereiche deines sozialen Umfeldes.

Es gibt viele Möglichkeiten, alles falsch zu machen. Pack es nicht an!

19.1 Nichts als Arbeit mit der Arbeit

Einen Großteil deines Lebens verbringst du, wenn nicht im Bett, dann im Büro. Das soziale Umfeld in der Arbeit bietet einen unerschöpflichen Vorrat an Fehltritten. Und was du hier alles falsch machen kannst: mit den Kollegen, dem Chef und dem Hausmeister, das lässt sich auch in anderen Bereichen anwenden. Deshalb geht es zunächst um dein berufliches Umfeld – ein einziger Fettnapf.

- **Wie man sich nicht krankmeldet**

Deine Nase ist verstopft, du hast Kopfschmerzen, deine Augen brennen, dein Hals juckt und deine Glieder schmerzen – du willst dich krankmelden. Doch zunächst mal solltest du dich fragen: Bist du überhaupt krank? Miss doch erst einmal Fieber. Es besteht die Möglichkeit, dass deine Körpertemperatur überhaupt nicht erhöht ist. Oder nur ein bisschen.

Erhöhte Temperatur – ist das überhaupt ein Grund nicht in die Arbeit zu gehen? Lieber erst einmal etwas über Fieber nachlesen. Dann die Symptome googeln. Okay, es könnte sich um ein Grippe handeln. Oder einen grippalen Infekt. Das ist jetzt schon einmal klar. Du könntest jetzt in deiner Arbeit anrufen. Dein Chef ist noch da. Dann kannst du dich für morgen krankmelden. Aber es besteht noch die Möglichkeit, dass du bis morgen richtig Fieber bekommst. Dann ist es ganz eindeutig und du kannst dich mit gutem Gewissen „richtig“ krankmelden. Oder es geht dir morgen wieder besser. Weil das jetzt noch nicht abzusehen ist, lieber erst einmal abwarten. Später kannst du dich immer noch entscheiden. Außerdem ist zurzeit ziemlich viel zu tun in der Arbeit. Du hast morgen einen wichtigen Termin., Zwei Kollegen haben sich schon krankgemeldet. (Völlig unprofessionell: „Mein Hausarzt hat für mich eine Woche krankgeschrieben. Ich habe eine Grippe.“)

Am nächsten Morgen hat sich noch nichts geändert: Du hast immer noch Halsschmerzen und kein Fieber. Erst einmal einen Tee trinken. Wenn du jetzt in die Arbeit gehst, kommst du vielleicht zu spät. Und bist krank in der Arbeit. Andererseits: Wenn du jetzt anrufst, dann werden sie fragen: Warum hast du nicht gestern Bescheid gesagt? Deshalb wartest du noch ein bisschen ab, dann nimmst du den Hörer in die Hand und sagst: „Ich bin krank.“ Pause.

„Aber wenn es unbedingt sein muss, dann würde ich schon kommen." Und dann sagt die Stimme am anderen Ende der Leitung: „Haben Sie denn Fieber?"

Unklare Aussagen treffen. Kurzfristig absagen. Ausgiebig am Telefon über Körperfunktionen informieren. Das Team stundenweise über den aktuellen Verlauf informieren.

Ziel: Schwächen der eigenen Position im Team. Abmahnung.

Richtig: Wer krank ist, ist krank. Entscheidung treffen, dabeibleiben. Dann entweder krank sein und zu Hause bleiben oder arbeiten und nicht rumjammern.

Beispiel

Franz Kafka, Schriftsteller, an seinen Vorgesetzten:

Sehr geehrter Herr Oberinspektor! Ich habe heute früh einen kleinen Ohnmachtsanfall gehabt und habe etwas Fieber. Ich bleibe daher zu Hause. Es ist aber bestimmt ohne Bedeutung und ich komme bestimmt heute noch, wenn auch vielleicht erst nach 12 ins Bureau. Ihr ergebener Dr. Franz Kafka.

• Schlechter kommunizieren

Und weil das alles so kompliziert ist mit der Krankmeldung, schreibst du beim nächsten Mal lieber eine Mail an deinen Chef: „Ich bin krank." Das klingt ehrlich und direkt. Du könntest auch gleich noch ein paar Sachen hinzufügen, die du schon lange mal loswerden möchtest: „Ich bin krank. Wir sollten mal wieder eine Teambesprechung durchführen." Aber das kommt vielleicht nicht so gut als Mail. Du schickst also deine Krankmeldung ab und machst dich gleich an das Verfassen einer neuen Mail. Du hast ja Zeit.

Du willst schon lange etwas loswerden? Strebst eine höhere Position oder einfach nur eine Gehaltserhöhung an? Eine E-Mail ist der richtige Weg dazu. „Sehr geehrter Herr…" Nein, das ist zu förmlich. „Hallo, Herr…" Das geht nun auch nicht. Einfach: „Herr!" Oder nur: „Müller!" Oder: „Saftsack!" Jetzt im Ernst: „Sehr verehrter lieber Herr Chef. Ich möchte mehr Geld. Viele Grüße."

Wenn du etwas willst, dir etwas auf dem Herzen liegt oder du deinem Kollegen einfach nur mitteilen möchtest, dass er ein Deo benützen sollte – E-Mail. Alles bleibt gespeichert, jeder Faux-Pas noch einmal in schriftlicher Form festgehalten. Du kannst deine Aussagen nicht mehr ändern. Allenfalls noch einmal eine neue E-Mail schreiben. Körpersprache, Augenkontakt, und das ganze Zeugs – das wird alles total überschätzt. Lieber 2 Stunden am Text deiner Email feilen, Formulierungen wenden, Kopfzerbrechen, Krämpfe. Am Ende merkst du, es klingt so fordernd. Du schreibst es noch mal um. Jetzt klingt es arschkriecherisch. Dann lieber fordernd. Oder ganz anders? Und dann, nach mühevoller Arbeit, zehn gespeicherten Entwürfen und mehreren Wutanfällen bist du endlich so weit:

„Sehr geehrter Herr Müller!

Ach nichts."

Absenden.

Reden ist Silber, Mailen ist Gold.

Ziel: Die Zeit rumkriegen.

Richtig: Du überlegst dir, was du willst. Dann sagst du es.

• **Dein Chef hat keine Ahnung**
Was machst du dir überhaupt die Mühe lange Emails zu schreiben? Dein Chef hat keine Ahnung. Das sind Perlen vor die Säue. Lass ihn wissen, dass du eigentlich der bessere Chef wärst. Sende Ich-Botschaften: „Ich finde, ich hätte das besser regeln können." Oder: „Ich finde es schade, dass Sie hier so langsam reagiert haben." Weise auf Fehler und Schwächen hin. Dein Chef wird es dir danken. Du solltest dabei vermitteln: Ich bin der bessere Chef. Es muss klar sein, dass nur einer über die Brücke gehen kann. Steter Tropfen höhlt den Stein. „Glauben sie nicht, Sie sollten diese Aufgabe mir überlassen?" „Ich glaube, davon verstehe ich mehr als Sie." Es ist wichtig, dass du dranbleibst. Am besten, du machst das auch deinen Kollegen klar. Worte sagen hier mehr als Taten. Bald werden sie deine wahre Größe erkennen. Wie? Du willst gar nicht Chef werden? Dein Chef hat trotzdem keine Ahnung.

> Dein Chef hat keine Ahnung.

Ziel: Den Chef beseitigen.

Richtig: Du überlegst dir, was du willst. Den Rest kennst du.

• **Passive Aggression – der Schlüssel zum Erfolg**
Dein Chef und deine Kollegen, dein gesamtes Arbeitsumfeld – das ist ein ideales Trainingsumfeld. Mit passiver

Aggression hast du immer gute Karten im Leben. Falls man in deiner Arbeit trotz deiner redlichen Bemühungen noch nicht bemerkt haben sollte, dass du eigentlich der Größte bist, dann warst du vielleicht zu aktiv. Besser ist es, verdeckte Kritik zu üben. Sprich auf keinen Fall offen an, was dich stört. Suche dir lieber eine vertrauenswürdige Person (die Chefsekretärin, einen Politiker oder Journalisten, den Gärtner etc.) und weise ihn auf die Fehler der anderen Kollegen oder deines Vorgesetzten hin. Hier solltest du dich richtig austoben. Es tut so gut, sich bei anderen mal richtig „Luft zu machen." Sprich dir deine Probleme von der Seele, zieh vom Leder, verunglimpfe und verspotte. Deine Vertrauensperson wird die betreffende Person schon wissen lassen, was dich stört. Und wenn dann nichts zurückkommt, hast du wahrscheinlich recht gehabt.

Liebe keine Feinde.

Lächle, biete ihnen Kaffee an und verschütte ihn dann zufällig auf ihrem Anzug. So wissen sie: mit dir ist nicht zu spaßen. Aber wenn es ernst wird, dann halte dich lieber heraus. Geht es um den Austausch offener Meinungsverschiedenheiten, über deine Arbeitsweise oder sonstige Kleinigkeiten – da stehst du drüber. Verlasse den Raum („Ich muss jetzt zum Bus." „Meine Mutter hat heute Geburtstag."). Du hast es nicht nötig, dich auf solche Streitereien einzulassen. Schau dir am Abend lieber einen Gewaltfilm im Fernsehen an. So lernst du deine Wut zurück zu halten und bist stark für den nächsten Tag, wenn du deinen Feinden wieder einen Kaffee anbietest. Dann werden sie schon sehen, was es heißt, sich mit dir anzulegen.

Und überhaupt. Deine Kollegen können dir ruhig ein bisschen entgegenkommen. Auch wenn du über sie lästerst oder heiße Getränke auf ihren Schoß schüttest – nicht mit Absicht – ist das noch kein Grund dafür, dass sie dir einen Gefallen abschlagen müssen. Wenn du etwas brauchst, kannst du sie ruhig um etwas bitten. Du musst auch nicht die Wahrheit sagen. „Kannst du morgen für mich einspringen? Ich muss auf die Beerdigung meiner Tante." „Ich dachte, die Beerdigung war letztes Jahr?" „Das war die standesamtliche Beerdigung. Jetzt kommt die kirchliche." Dir wird schon etwas einfallen. Es ist überhaupt nicht angebracht, dass du deinen Kollegen dafür ebenfalls entgegenkommst. „Tut mir echt leid, dass dein Kind krank ist, aber schließlich bin ich nicht das Sozialamt." Wenn dich der eine nicht mehr ausstehen kann, wende dich an den nächsten. Und irgendwann haben sie es auch wieder vergessen.

Spätestens, wenn es um die Urlaubsplanung geht, werden die Karten ohnehin noch einmal neu gemischt. Menschliche Bindungen zerfallen, Messer werden nicht nur gewetzt, jeder kämpft gegen jeden. Da ist es vollkommen egal, ob du irgendwem irgendwann einmal einen Gefallen getan hast. Denn nun heißt es: Jeder ist sich selbst der Nächste. Und wer das nicht kapiert hat, der wird an jedem Brückentag arbeiten und sämtliche Überstunden einem guten Zweck spenden. Wenn du hier konsequent alles falsch machen möchtest, dann beauftragst du einen Kollegen, deine Interessen bei der Besprechung zu vertreten. Er wird sich bestimmt für dich einsetzen. Du sagst ihm, was dir wichtig wäre, „wenn es irgendwie geht" – dann geht es bestimmt irgendwie nicht. Mit Formulierungen wie „Ich könnte zur Not auch…" und „Das wäre für mich schon okay" wirst du es weit bringen. Verzichte am besten gleich auf Urlaub. Das wird ohnehin überschätzt.

Probleme indirekt ausschweigen. Abends Gewaltfilme anschauen.

Ziel: Endlich auch mal gemobbt werden.

Richtig: Du überlegst dir, was du nicht willst. Sage nur das über Kollegen, was du Ihnen auch ins Gesicht sagen würdest. Außer, du hast sexuelle Absichten.

19.2 Haushalten mit dem Haushalt

Anhand deines Arbeitsumfeldes hast du nun schon einiges gelernt und hattest hoffentlich auch schon Gelegenheit, einiges in die Tat umzusetzen. Doch auch in anderen Bereichen kannst du vieles falsch machen, so zum Beispiel im Haushalt und als Heimwerker. Der Staubsauger ohne Beutel, der tropfende Wasserhahn in der Küche, das Billy-Regal von Ikea – ein Land der unbegrenzten Unmöglichkeiten. Wie du auch hier alles falsch machen kannst, erfährst du jetzt.

• Wie man ein Regal falsch aufbaut

Du hast eine Wohnung. Du hast ein Zimmer. Du hast Bücher. Für die hast du ein Regal gekauft. Es muss nicht unbedingt das Billy-Regal von IKEA sein, du kannst auch bei anderen Modellen und Anbietern vieles falsch machen. Wichtig ist, dass du ein Regal kaufst, das du selber aufbauen musst. Du kannst auch auf dem Flohmarkt ein Regal kaufen und dann feststellen, dass es nicht in dein Auto passt, geschweige denn in deine Wohnung. Oder das neue Designer-Regal: Es ist zwar teuer, sieht aber scheiße aus und man kann keine Bücher darin abstellen, allenfalls ein Blatt Papier darauf ablegen. Du hast aber ein Regal im Internet bestellt, weil das so praktisch ist.

Und jetzt stehst du vor einem Haufen Bretter und möchtest sie so zusammen schichten, dass darin die gesammelten Werke der Lustigen Taschenbücher Platz haben. Dein Stolz verbietet dir Werkzeug eines Nachbarn oder von Verwandten auszuleihen. Du hast zwar keine Bohrmaschine und auch keinen vernünftigen Schraubenzieher, aber ein Hammer wird ja wohl ausreichen. Wichtig ist, dass du dich nicht zu lange mit der Aufbauanleitung aufhältst. Die ist ohnehin voller Rechtschreibfehler, wenn sie überhaupt in deutscher Sprache vorliegt. Am besten einfach loslegen.

Auf eine nicht ausreichende Lichtquelle achten und eine unbequeme Haltung einnehmen. Dann kann es losgehen.

Alle Teile, die zusammenpassen, werden zusammengesteckt und mit dem Hammer fixiert. Dann stellst du die zusammengehämmerten Bretter auf und lässt dir dabei mindestens eines auf den Fuß fallen. Du ignorierst die Schmerzen und machst weiter. Dann stellst du fest, dass Teil A nicht zu Teil B passt, eigentlich passt überhaupt nichts. Gönne dir eine Pause. In dieser Zeit kannst du bei der Hotline anrufen und den Telefoncomputer beschimpfen. Jetzt geht es weiter. Du nimmst alles wieder auseinander. Dabei wendest du viel Kraft auf. So stellst du sicher, dass die Bretter mit den Löchern drin (wie heißen die?) unbrauchbar geworden sind. Kurzer Anruf bei der Hotline. Ein Bier aufmachen, drüber lachen. Und dann das Ganze hinters Haus. Oder gleich in den Garten vom Nachbarn mit dem Profiwerkzeugkasten, auf den du nicht angewiesen bist. Morgen hast du frei und fährst auf den Flohmarkt. Oder stapelst die Bücher auf den Boden. Sieht eh besser aus.

Überhaupt kannst du bei Möbeln vieles falsch machen. Entweder sie passen nicht in deine Wohnung, oder sie passen nicht zu dir. Manchmal ist das Sofa zu klein, manchmal ist es einfach nur unbequem. Gebrauchte Möbel stinken und sind kaputt, neue Möbel sind teuer und gehen auch bald kaputt. Du kannst Möbel im Möbelhaus kaufen und dich dabei mit Verkäufern in karierten Sakkos unterhalten. Oder du kannst Möbel von Bekannten bekommen und feststellen, dass das gar keine Möbel sind, sondern vielleicht ein Kasten aus Brettern, auf dem eine Matratze liegt. Am besten wäre es, du würdest ganz auf Möbel verzichten. Legst dir eine Strohmatte auf den Boden, auf der du schläfst und isst. Aber du lebst in einer kapitalistischen Gesellschaft und die Strohmatte ist verdammt unbequem. Deshalb brauchst du ein Bett. Und wenn du schon ein Bett hast, brauchst du auch einen Tisch. Und eine Couch. Und einen Bücherschrank. Und schon steckst du mitten drin im Möbel-Dilemma. Du baust erfolglos Regale auf und wieder auseinander, du finanzierst ein Schlafzimmer und verfasst deine Steuer-Erklärung auf einem wackligen Schreibtisch. Die Möbel gehören nicht dir, du gehörst den Möbeln. Furniert, möbliert, verblödet vermöbelt, vom Möbel regiert. Das ist dir Regal? Willkommen im Sofa-Club!

Irgendwann kommt der Punkt, an dem du feststellst: du brauchst eine Küche. Es könnte so einfach sein. Du gehst in einen Laden und suchst die erste beste Küche aus, die dir gefällt. Fertig. Das ist der Wunsch. Die Realität: Eine Küche zu kaufen, ist komplizierter als ein Regal aufzubauen. Mitleidiges Lachen vom Küchen-Heini. Professionelle Hilfe? Nein, du kannst das selber. Du hast zwar einen anderen Beruf als „Küche", aber das wäre doch gelacht. Am Computer erstellst du einen Plan. Hast du bestimmt schon tausendmal gemacht. Wichtig: Nicht so genau nehmen. Das sind doch alles Spießer! Du hast in deiner Freizeit etwas Besseres zu tun? Hast du nicht. Du planst jetzt eine Küche. Während deiner Arbeitszeit telefonierst du mit anderen Möbelhäusern, um Preisvergleiche anzustellen. Am Wochenende gehst du nicht ins Freibad. Du gehst in Möbelhäuser. Dort triffst du Gleichgesinnte, mit denen du dich über die Vorzüge einer Granitarbeitsplatte und eines Messerblocks unterhalten kannst. Bald stellst du fest: Eine Küche kostet nicht nur Zeit, sie kostet auch Geld. Die Küchenmafia will an dein sauer Erspartes. Doch nicht mit dir. Du beschließt, alles selber zu machen und bestellst Schränke, eine Arbeitsplatte, ein Waschbecken. Jetzt nicht den Klempner anrufen. Wichtig ist, dass du erst einmal selbst scheiterst. Danach kommt *kein* Elektriker, damit du weißt, wie sich Starkstrom anfühlt – stark. Schließlich kommt *kein* Schreiner. Irgendwann kommt dann doch eine Küche – vom Fachmann. Dann kommen deine Freunde und Verwandten. Und wenn jetzt einer von denen sein Bier auf deiner Granitarbeitsplatte abstellt, ohne Untersetzer, dann heißt es: Messer aus dem Block!

Menschen versuchen bei einer einmal eingenommenen Meinung zu bleiben, auch wenn es keinen Sinn mehr macht.

In diesem Fall das Billy-Regal oder eine Heimwerker-Küche. Wir gehen Risiken ein, damit alles so bleibt, wie es ist, anstatt die Situation zu ändern – und das Regal zurückzugeben, den Nachbarn um Hilfe zu bitten oder einen Fachmann für den Einbau der Küche anzurufen. Andere Ansichten und Möglichkeiten werden ausgeblendet (Status-quo-Verzerrung, Nähe-Verzerrung). Oder man verhält sich so, dass Befürchtungen als selbst erfüllende Prophezeiung tatsächlich eintreten: „Ich habe zwei linke Hände." Und dann werden auch noch falsche Prioritäten gesetzt. Deshalb verbringen wir mehr Zeit mit der Frage, welche Arbeitsplatte zur neuen Küche passt, als mit den wirklich wichtigen Dingen im Leben. Und nein, das ist nicht das Billy-Regal.

Ziel: Kein Bücherregal. Keine Küche. Und jede Menge Stress.

Richtig: Nicht aufgeben. Andere Optionen ausloten. Dann aufgeben. Und ein anderes Regal kaufen. Oder sich für ein möbelfreies Leben entscheiden.

• Staubsauger und andere Geräte

Wenn früher Dreck auf dem Boden lag, hat man einen Besen genommen und gekehrt. Heute ist das nicht mehr so einfach. Wenn du jetzt den Boden säubern möchtest, musst du das mit einem Staubsauger machen. Staub muss sich in den letzten Jahrzehnten so verändert haben, dass er nur noch durch Unterdruck mittels eines Rohres in eine Maschine eingesaugt werden kann. Kehrbesen und Schaufel? Undenkbar. Stattdessen lässt dich du dich in einer Fachabteilung beraten, nachdem du tagelang verschiedene Modelle im Internet verglichen hast. Welcher ist der beste Vakuum-Cleaner? Welcher hat am meisten Saugleistung, ist antiallergisch, geruchs- und geräuschneutral und liegt dabei auch noch gut in der Hand? Dass dafür die Bedienungsanleitung etwas ausführlicher ausfällt (Gesaugte Werke), musst du dafür in Kauf nehmen. Das gilt auch für andere Elektrogeräte wie Fernseher, Toaster, Wasserkocher und alle weiteren Dinge, die dein Leben verschlechtern, indem sie es angeblich verbessern. Wenn du hier alles falsch machen willst, dann begegnest du diesen Geräten mit Verachtung. Nach langer Studien- und Entscheidungsphase kaufst du wie immer das günstige Gerät von einer Marke mit unaussprechlichem unbekanntem Namen. Wichtig ist, dass du gleich nach dem Kauf, den Kassenzettel wegwirfst. Eine Garantie wird nämlich genauso überschätzt wie der Staubsauger selbst. Dann saugst du ein bisschen zu Hause herum und regst dich die ganze Zeit darüber auf, dass früher alles einfacher war, und ein guter alter Reisigbesen doch auch beste Dienste leisten kann. Dafür braucht es auch nicht eine Gebrauchsanleitung, die so dick wie ein ganzes Buch ist. Wenn der blöde Staubsauger endlich nach zwei Wochen kaputt geht, fühlst du dich bestätigt. Du stellst fest, dass du den Kassenzettel mit der Garantie weggeworfen hast und beschimpft ein bisschen den Telefoncomputer der Hotline (ihr kennt euch bereits vom Regal und der Küche). Du erklärst, dass man früher zur Zeit des Reisigbesens noch mit echten Menschen sprechen konnte. Heute gibt es nur noch Maschinen und Computer.

Noch am gleichen Tag kaufst du dir Kehrbesen und Schaufel. In den nächsten Wochen stellst du fest, dass Kehren anstrengender als Saugen ist. Wenn der Frühjahresputz ansteht, leihst du dir bei deinem Nachbarn (der mit Profiwerkzeugkasten) einen Staubsauger aus.

Die Lobby der Haushaltsgerätehersteller ist stark und die Baumarktmafia will nur an dein Geld.

Dagegen musst du dich wehren. Lass dich nicht zum Sklaven der Marken machen! Oft bekommst du für weniger Geld mindestens genauso schlechte Geräte. Und wenn so ein Billig-Dings doch einmal kaputt gehen sollte, dann nimmst du einfach einen Kredit auf und kaufst ein neues. Deine Einstellung zählt, nicht der Name. Du musst dich mit dem Wasserkocher wohl fühlen – wenn er billig ist.

Die Bohrmaschine muss zu dir passen – wenn sie billig ist. Und der Staubsauger? Du weißt es.

Ziel: Weniger saugen, mehr stauben.

Richtig: Auch hier wieder die Frage: Wo sind die Prioritäten? Die eigene Einstellung überprüfen: Was ist mir wichtig in meinem Leben? Staubsauger? Andere Entspannungsverfahren statt Saugen anwenden, z. B. Play-Station spielen. Oder einfach mal jemanden mit dem Reisigbesen züchtigen. Weniger Zeit mit Internet-Bewertungen von elektronischen Geräten verbringen. Dafür ab und zu mal an die frische Luft und durchatmen. Dann für irgendein Gerät entscheiden. Wird schon passen.

Beispiel: Kaufe keinen Fernseher – ein Selbstversuch

Gehe dazu in einen Laden, sieh dir 70 verschiedene Modelle an und lasse deinen Bauch entscheiden. Bei der Frage nach HDMI, Zoll und Smart-TV schweigt dein Bauch leider. Oder lieber DVB-Sat-Dings-Bums mit USB-Schnittstelle? Dazu Streaming der meisten Anbieter aber nicht aller sowie Apps zu bestimmten Sendern, je nachdem für welches Gerät du dich entscheidest. Dein Bauch grummelt und erbittet sich etwas Bedenkzeit. Kurzer Internet-Check, Eingabe: „Fernseher", Ergebnis: Es gibt sehr viele Fernseher von sehr vielen verschiedenen Anbietern mit unterschiedlichen Preisen, Größen, Arten, Daten, Kabeln, Antennen und Receivern. Es folgt eine Magenverstimmung, schließlich klare Bauchentscheidung: Kein Gerät kaufen.

Ein Fernseher ist ein ziemlich kompliziertes Gerät. Einstecken und glotzen? Fehlanzeige. Am besten eine Woche freinehmen mit Vorbereitungskurs sowie Aufbaukurs I und II zur Bedienung der Fernbedienung.

Tab. 19.1 Entscheidungs-TV-Matrix

	Billig	Teuer
Kleiner Fernseher	Kleiner Preis, kleines Bild	Großer Preis, kleines Bild
Großer Fernseher	Kleiner Preis, großes Bild	Großer Preis, großes Bild
Ganz großer Fernseher	Kleiner Preis, krasses Bild	Ganz großer Preis, krasses Bild
Kein Fernseher	Kein Preis, kein Bild	Kein Preis, kein Bild

Aus der Matrix ergibt sich, dass es am besten wäre einen großen billigen Fernseher zu kaufen. Da sich diese Kriterien ausschließen bringt „Kein Fernseher" das beste Preis-Leistungs-Verhältnis. Die Nutzenmaximierung kann in diesem Fall vernachlässigt werden.

Ziel: Totale Medienverweigerung.

Richtig: Ziel setzen: TV kaufen (Tab. 19.1). Maximalen Preis festlegen. Ein Anspruchskriterium festgelegen, z. B. max. 32 Zoll. Das erste beste Gerät kaufen, das diese Kriterien erfüllt. Danach keine weiteren Geräte mehr beachten. Und schon gar nicht das von deinem Nachbarn. Reduzieren der kognitiven Dissonanz durch Abwertung aller anderen Fernsehgeräte, die größer, billiger oder vermeintlich besser sind. Du hast die beste Wahl getroffen! Dazu gratulieren wir recht herzlich.

• Wie man kein Auto kauft

Du willst dir ein Auto kaufen? Dann solltest du dir zunächst nicht klar machen, welche Art von Auto du haben möchtest. Einfach auf den Seiten verschiedener Internetbörsen surfen und sich von 10.000 verschiedenen Angeboten inspirieren lassen. Entscheidungslosigkeit kann so einfach sein, das Internet hilft. Dann gehst du noch in ein paar Autohäuser und zu seriösen Anbietern am Rande des Industriegebietes. Dort kannst du dir völlig unverbindlich Angebote von gebrauchten Wagen erstellen lassen. Du musst dich dann nur noch entscheiden zwischen einem Van, einem VW-Bus und einem Cabrio. Jetzt hast du deine erste Krise. Beim Gebrauchtwagenhändler am Rande der Stadt ist der Preis günstig. Und du kannst den Wagen gleich mitnehmen, nach Barzahlung. Dann mach das. Einfach aus dem Bauch heraus eine mutige Entscheidung treffen. Doch zwei Wochen später verliert die Kiste Öl. Das ist egal. Noch mal 2 Wochen später ist das Auto kaputt. Das ist…immerhin war es billig.

Dann geht es jetzt ins Autohaus. Dort steht ein tolles Auto. Es hat eine schöne Farbe und ist im Angebot. Mit Klima-Anlage, Überführungskosten und Kreditkarte einer unbekannten Bank. Dazu noch ein Kaffee und eine Süßigkeit. Unterschreibe aus dem Bauch heraus! Doch dann kommen die Zweifel: Wird das Auto Öl verlieren? Du weißt es nicht. Muss es ein schwarzer Van sein? Alle haben einen schwarzen Van. Kann es nicht auch mal ein blauer Van sein? Oder überhaupt kein Van. Lieber ein Defender, ein Abenteuer-Auto! Oder gar kein Auto. Das ist auch eine Option. Das wäre mal ein Abenteuer. Toll, dass du dich dafür entschieden hast. Herzlichen Glückwunsch!

- Option Gebrauchtwagen: Wenn du aber doch ein Auto kaufen musst, weil du feststellst: zu Fuß ist es zu weit, die Bahn wurde abgeschafft, das Fahrrad ist kaputt oder weil du einfach ein Auto brauchst – wie wäre es dann mit einem Gebrauchtwagen? Damit die Vorteile ins Gewicht fallen, muss das Auto wirklich gebraucht sein, mindestens 10 Jahre. Wenn du nicht viel von Autos verstehst, kein Problem. Fehlende Teile einfach im Internet bestellen und selber einbauen. Das neue alte Auto fährt trotzdem nicht? Den Nachbarn fragen. Wenn der auch keinen Rat weiß: Bestimmte Händler nehmen dein Auto als Anzahlung für ein neues. Aber nicht so eine Schrottkiste wie du sie gekauft hast.

- Option Defender: Wenn du Kinder hast, kommst du um den Van nicht herum. Denkst du. Sagen sie. Aber du musst es nicht wie die anderen machen. Gut, der Van ist praktisch. Du musst dich nicht bücken, wenn du die Kinder anschnallst, es gibt mehr Platz, das Auto ist sicher, der Kofferraum bietet viel Stauraum und, und, und. Aber ist der Van ein cooles Gefährt, um das dich deine Freunde beneiden? Machst du darin eine gute Figur? Würdest du damit nach Afrika fahren? Darin Surfbretter verstauen und im Sonnenuntergang auf dem Autodach tanzen? Das kannst du schon machen. Aber du wirst damit immer wie ein Familienvater aussehen, der auf dem Autodach von seinem Van tanzt. Ganz vorsichtig, damit es keine Beulen gibt. Jemand, der die Surfbretter in einer Schutzhülle in den Kofferraum legt, damit innen nichts verkratzt. Und Afrika? Einfach lächerlich. Lieber den Defender! Er hat keine unnötigen Details wie Airbags und unterstützende Bremssysteme. Auf der Rückbank gibt es keine Anschnallgurte, der Benzinverbrauch entspricht dem eines Lastwagens. Und nach einer achtstündigen Fahrt in die Toskana haben sich deine Bandscheiben aufgelöst. Doch das ist es, was du brauchst? Dann tu es!

Ein Defender ist immer die beste Lösung. Wenn es keinen Defender gibt, einfach das erste beste Auto wählen, das die gleichen Kriterien erfüllt: laut, teuer, hoher Benzinverbrauch, harte Sitzbänke, kein Van (Abb. 19.1).

Ziel: Aus Fehlern lernen. Dabei viel Geld ausgeben.

Richtig: Wie immer: Anspruchskriterium festlegen, zum Beispiel: Defender. Wenn es sein muss, auch Van. Maximalen Preis festlegen. Das Internet für die nächsten 4 Wochen ausschalten. Nicht zu irgendjemand gehen, der irgendwelche Dinger verkauft, die wie Autos aussehen. Dann eine Entscheidung treffen, ein Auto kaufen, nicht zwei. Und das dann so lange fahren, dass du nie wieder eine neue Entscheidung treffen musst.

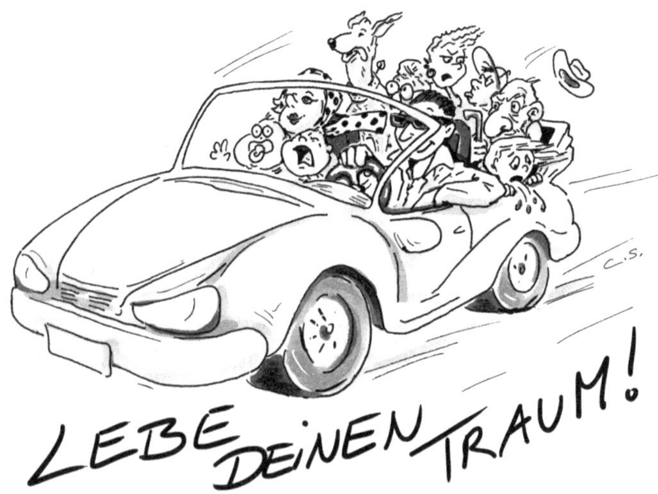

Abb. 19.1 Konsequente Entscheidungsumsetzung

• Wie man im Garten nicht die Rosen mäht
Wenn du aus dem Haus gehst, um den Möbeln und Elektrogeräten den Rücken zuzuwenden, an der Garage vorbei, blickst du in den Garten. Es gibt kleine Gärten, große Gärten, Vorgärten, Schrebergärten, einfach nur Gärten – aber *keine Gärten*, das sieht man heutzutage kaum noch. Und wenn es nur die Dachterrasse oder der Balkon ist, ein Garten ist immer dabei. Für welche Form der privaten Natur-Benutzung du dich auch immer entscheidest – wer einen Garten hat, der braucht einen Rasenmäher. Ähnlich wie bei Elektrogeräten und Autos gibt es viele verschiedene Modelle. Aber anders als Staubsauger und Vans werden Rasenmäher nicht über-, sondern unterschätzt. Hier gelten die einfachen Faustregeln:

- Je größer, desto besser.
- Je teurer, desto besser.
- Je lauter, desto besser.

Auch, wenn du nur einen kleinen Garten hast, sollte es auf jeden Fall ein benzinbetriebener Mäher sein. Es muss ja nicht der Traktor sein, der am Eingang vom Baumarkt steht. Es kann auch einfach ein sehr großer Mäher sein, der gerade noch in deinen Kombi passt. Er muss aber auf jeden Fall größer und lauter sein als der deines Nachbarn mit dem Profiwerkzeugkasten. Der Rest ist egal.

Eine Sache sollte dir mit dem Riesen-Mäher aber nicht passieren: übers Rosenbeet fahren. Rosenbeet? Du hast einen Garten. Du hast einen Rasenmäher. Du brauchst ein Rosenbeet. Dazu billige Erde und Dünger kaufen – und dann rauf mit den Rosen. Den Boden nicht umgraben, einfach Erde drauf schütten, Pflanzen reinstecken, Dünger drauf und los geht's mit der Blumenpracht. Wenn eine Rose wachsen will, dann tut sie das. Lass die Sonne aus deinem Herzen scheinen und sie wird auch die Pflanzen in deinem Garten wärmen. Wenn dann nichts wächst, ist das bestimmt nicht deine Schuld. Service-Hotline anrufen, Telefoncomputer beschimpfen, Bier aufmachen. Und dann einfach mit dem neuen Rasenmäher ein paar Mal drüberfahren. Nichts wirkt befreiender.

- **Katzenklo**

Du hast einen Rasenmäher. Du hast einen Garten. Du hattest ein Rosenbeet. Was also machen mit dem Flecken Erde, wo einmal 1000 Blumen blühen sollten? Stelle es den Katzen aus der Nachbarschaft zur Verfügung. Ein bisschen Sand drauf – fertig ist das Katzenklo. Wenn du dann im restlichen Teil des Gartens immer noch in weiche Würste steigst, gibt es nur eine Lösung: Du brauchst selbst eine Katze. Eine stärkere, aggressivere Katze als die deines Nachbarn. Die andere Möglichkeit: Die eigene Katze kackt in deinen Garten. Eine sogenannte *Heimscheißerkatze.* Dann gibst du am besten auf und betonierst den ganzen Garten zu. In die Mitte stellst du den riesigen Grill, für den du den Rasenmäher eingetauscht hast. Dann machst du dir ein Bier auf und entspannst dich beim Blick auf den blanken Beton.

Falls es noch Bäume in deinem Garten geben sollte – Pech gehabt. Dann musst du auch Laub rechen. Sonst kann das Gras darunter nicht mehr so gut wachsen. Sagen sie. Aber du musst diesen Geschichten nicht glauben. Wenn du keine Lust hast zu rechen, dann lass es. Der nächste

Windstoß wird das Laub schon zu deinem Nachbarn rüberblasen. Und wenn du gerade dabei bist, etwas nicht zu tun, dann warte auf den Winter. Eine dicke Schneedecke wird die Laubberge in deinem Garten einhüllen. Während deine Nachbarn draußen verzweifelt versuchen, den Schnee vom Gehsteig zu schippen, trinkst du einen heißen Tee. Dabei beobachtest du, wie die alte Frau draußen auf dem Gehsteig vor deinem Haus ausrutscht. Wenn sie nicht mehr aufstehen kann, ziehst du sie einfach ein paar Meter weiter auf den Gehsteig des Nachbarn. Aus versicherungs-rechtlichen Gründen schnell eine doppelte Lage Salz auf den Asphalt vor deiner Haustür. Das bewahrst du für Notfälle in deinem Schuppen auf, in dem auch irgendwo in einer hinteren Ecke ein Laubrechen stehen müsste. Dann gehst du wieder in dein warmes Haus und trinkst deinen Tee aus. Im Radio laufen Weihnachtslieder.

Um keine Entscheidungen zu treffen, kommt es auf die Einstellung an. Wenn du von allem nur halb überzeugt bist, wird es dann auch halb so leicht?

Ziel: Rasenmähender Reihenhausrebell ohne Rosenbeet

Richtig: Eigene Abneigungen werden sich als sich selbst erfüllende Prophezeiungen erfüllen. Mit anderen Worten: Je weniger du an etwas glaubst, desto schlechter wirst du es machen.

Deshalb die eigene Einstellung überprüfen und das machen, woran du wirklich glaubst.

Wenn das nicht Rasenmäher sind, ist das egal. Prioritäten setzen, und sich mit den wirklich wichtigen Dingen auseinandersetzen: dem Rosenbeet.

19.3 Familienverplanung

Beruf, technische Geräte – und jetzt kommt die Familie. Und natürlich das weite Feld der Ehe. Dabei muss es nicht heißen: Ein Partner – ein Problem. Viele Partner können auch ein Problem sein. Und auch hier gibt es wieder viel zu verleben.

- **Heirate mich!**

Es gibt Menschen, die machen sich für alles eine Pro-und-Kontra-Liste. Auch für die Heirat. Vielleicht nur im Kopf, möglicherweise aber auch auf dem Papier. Wenn dort die Vor- und Nachteile der in Frage kommenden Partner aufgelistet sind, sollte das der oder die Zukünftige später mal nicht zu sehen bekommen: Nummer 1: Groß, aber mager. Nummer 2: Humorvoll, jedoch nicht hübsch. Nummer 3 dürfte sich dann fragen, was wohl das ausschlaggebende Kriterium war. Vielleicht hat Nummer 1 abgesagt? Das kann auch mal das Ende einer Ehe bedeuten. Und wer seinen Partner nach dem Prinzip der Nutzenmaximierung auswählt, sollte sich vielleicht fragen, ob ihm da irgendetwas abhandengekommen ist. Schließlich gibt es auch Gefühle, die lassen sich nicht auf einer Liste abwägen. Wobei: Was ist der Unterschied zu einer Vermittlungsbörse? Da übernehmen andere die unangenehme Funktion, eine Liste zu erstellen. Du bekommst dann nur das

Ergebnis präsentiert: Verschiedene Optionen von Partnern zwischen denen du wählen kannst. Das ist nicht romantisch, aber auch so kann man sich verlieben, alle so und so viel Sekunden, angeblich. Früher hat die Liebe oft auch keine Rolle gespielt: Welche Braut hat die höchste Mitgift? Welcher Ehemann verspricht den höchsten sozialen Aufstieg? Und auch heute kann die Frage „Wer-hat-am-meisten-Kohle?" ein Kriterium zur Partnerwahl darstellen.

Beispiel

Der Erfinder und Staatsmann Benjamin Franklin, einer der Gründerväter der Vereinigten Staaten von Amerika, empfahl seinem Neffen bei Zweifeln zur Eheschließung eine Pro-und-Kontra-Liste zu erstellen und nach der Bilanzmethode die Maximierung des erwarteten Nutzens zu ermitteln. Nach einer Bedenkzeit sollte er alle Gleichwertigkeiten auf beiden Seiten streichen und sehen, wo ein Rest bleibt. Franklin empfahl diese moralische Algebra bei allen wichtigen und zweifelhaften Entscheidungen.

• Wie man nicht heiratet…

Wenn du dich mit deinem Partner gut verstehst, ihr schon lange zusammen seid, gemeinsam Kinder habt und zusammen alt werden wollt – wer denkt dann ans Heiraten? Erst einmal solltest du dir überlegen, was alles dagegenspricht: Du verlierst deine Freiheit. Du musst dein ganzes Leben mit dem gleichen Menschen zusammen sein. Heiraten ist langweilig. Hochzeiten kosten Geld und sind auch langweilig. Klassisch in Weiß mit Kirche und Kindern die Reiskörner werfen oder „total abgefahren" nach Las Vegas düsen. Welche Option auch immer – Seychellen, Berghütte oder Studenten-WG – ein anderes Paar hat es auch schon gemacht. Du wirst niemanden mehr überraschen. Deshalb versuche es gar nicht.

- Hochzeitspiele: Alle müssen mitmachen. Und es muss sehr lustig sein. Dazwischen die Reden – nicht eine, mehrere. PowerPoint-Vorträge, abgedunkelte Räume. Der Chef de Cuisine versucht dazwischen genervt, endlich den ersten Gang aufzutragen, aber es gibt noch vieles, das gesagt werden muss. Bevor dann endlich der Hauptgang kommt, gibt es noch ein Theaterstück: In der Zwischenzeit hat doch jemand die Bar entdeckt und angefangen Cocktails zu mixen. Dankbar saufen sich alle besinnungslos.
- Steuerliche Vorteile? Die sind auch nicht so groß und überhaupt sollte man nicht wegen des Geldes heiraten. Wenn sich der eine dann doch von dem anderen scheiden lässt, dann zahlt man immer drauf. Aber ein Ehevertrag ist ein Vertrauensbruch, dann lieber gar kein Vertrauen schenken, also gar nicht erst heiraten.

Die vielen Nachteile solltest du ausführlich mit deinem Partner besprechen. Am besten, du beginnst mit den Worten:

> „Willst du mich heiraten – aber weißt du eigentlich, was alles dagegenspricht?"

Dein Partner wird dafür Verständnis haben. Und wenn nicht, dann wäre es ohnehin die falsche Entscheidung gewesen.

Wenn man sich dann getrennt hat, weil der Partner endlich die Liebe seines Lebens findet, wenn niemand zweifelt und die beiden einfach spontan heirateten – dann denkst du dir, dass du frei bist. Keine langweiligen Hochzeitsreden, kein Ehevertrag. Du wirst alleine vor dem Kaminfeuer liegen, du wirst alleine alt. Du bist schon alt? Ist das nicht toll?

• Hochzeitsmaximierung

Du willst alles richtig machen? Auch in der Liebe den maximalen Nutzen erzielen? Dann hier die Anleitung zur Hochzeitsmaximierung. Wenn du das wirklich so durchziehen willst, trifft vielleicht die Beschreibung „romantisch" oder „leidenschaftlich" nicht ganz auf dich zu. Andererseits wirst du es vielleicht weit bringen. Beruflich. Im Grunde unterscheidest du dich dabei nicht groß von einer Agentur für Partnervermittlung. Du bist deine eigene Agentur. Und immerhin triffst du selbst eine Auswahl, nicht deine Eltern, der König oder die Suchmaschine der Dating-Kontakt-Börse.

Bilanzmethode:

1. Erstelle für jeden Partner eine Liste.
2. Berechne die Wahrscheinlichkeit der guten und schlechten Eigenschaften der Partner.
3. Multipliziere die Wahrscheinlichkeit mit dem erwarteten Nutzen.
4. Ermittle den Partner mit dem höchsten erwarteten Nutzen.
5. Stelle einen Antrag.

- Hochzeit nach Rekognitionsheuristik I:
  Heirate, wenn die anderen auch heiraten.

- Hochzeit nach Rekognistionsheuristik II:
  Heirate den Partner, der bei deinen Freunden am meisten begehrt ist.

- One-reason-decision-marriage:
  Lege dein Anspruchniveau fest, zum Beispiel: Mann, max. 35 Jahre. Wähle den ersten Partner, der diese Kriterien erfüllt und gut genug ist. Beende dann deine Suche und werde verdammt noch mal glücklich. Geht auch für Speisekarten, Urlaubsreisen und Auswahl des Fernsehprogramms.

- 37-Prozent-Regel:
  Bestimme 100 mögliche Partner. Lass die ersten 37 außen vor und nimm dann den ersten, der dein Anspruchsniveau erfüllt. So kannst du deine Chance, aus 100 den oder die beste herauszusuchen, von 1/100 auf 1/3 erhöhen. Mehr Maximierung geht nicht!

- Wirf-eine-Münze-Methode:
  Wirf eine Münze. Kopf steht für heiraten. Zahl für nicht heiraten. Nachteil: Funktioniert nur für 2 Auswahlmöglichkeiten. Bei mehreren möglichen Partner einfach den Geldbeutel in die Luft werfen funktioniert nicht.

Wenn du endlich den allerbesten Partner gefunden hast und dann feststellt, dass dieser jemand bereits einen anderen gefunden hat, mit dem er glücklicher ist als mit dir, obwohl das laut Bilanzierung, Nutzenmaximierung und allen weiteren Regeln gar nicht sei kann – dann solltest du deine Taktik maximal überdenken.

Ziel: Maximaler Nutzen (Abb. 19.2). Maximale Heirat. Maximales Glück.

Richtig: Für mache Dinge im Leben gibt es keine Regeln. Die folgen ihrer eigenen Logik. Und du solltest deinem Bauchgefühl folgen. Du hast keine Gefühle, aber einen

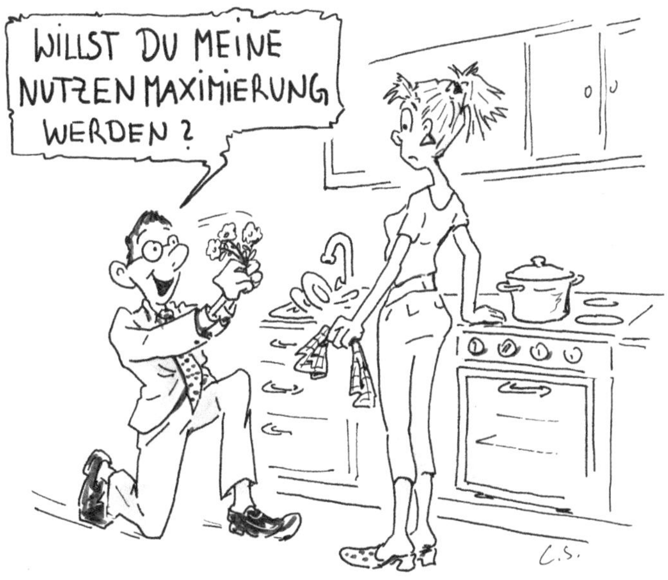

Abb. 19.2 Heiratsantrag 2.0

Bauch? Dann hast du vielleicht schon zu lange nach der besten Lösung gesucht.

• Keinen Tanzkurs machen

Wenn du nicht noch verheiratet bist, zum zweiten Mal geschieden oder noch in den Kindergarten gehst, darfst du diesen Absatz überspringen. Du kannst ihn aber auch lesen. Schwierige Entscheidung. Es gibt da eine Sache, die ist ganz wichtig: Der Tanzkurs. Das machen alle irgendwann einmal – also warum nicht lieber später? Abwarten, bis das Feuer der Liebe raus ist, und dann sagt irgendjemand von euch: Wie wäre es eigentlich…mit einem Tanzkurs? Gähn. Falls du dich irgendwann nach einem Kurs umsiehst, weißt du ja wie das geht:

Anspruchsniveau festlegen – Profi. Kategorie: „Disco-Fox". In 10 Jahren ist das wieder modern. So lange könnt ihr nicht warten? Dann den ersten besten Kurs buchen, der diese Kriterien erfüllt. Und dann heißt es: Tanze Samba die ganze Nacht.

> Es gibt Sachen im Leben, die muss man einfach machen. Da kannst du nicht aus der Reihe tanzen.

Ziel: Mal so richtig Abtanzen. Disco-Fox! Yeah!

Richtig: Dabei immer nur auf einer Hochzeit tanzen.

Wie man nicht Weihnachten feiert und warum die Schwiegermutter immer eingeladen werden muss

Weihnachten ist das Fest der Liebe. Jaja. Weihnachten ist auch meistens ein Fest der Familie. Alle, die bereits einen

Flug in die Karibik gebucht haben, können sich jetzt entspannt zurücklehnen und daran denken, wie sie das Fest der Liebe und der Familie auf einer Sonnenliege mit Cocktail am Strand verbringen und dabei auch mal ganz kurz an die Verwandtschaft denken. Vor allem aber an die Liebe. Die anderen dagebliebenen Daheimis müssen sich schon mal direkt nach dem letzten Weihnachtsfest überlegen, wie sie nächstes Jahr das Fest gestalten werden, nämlich: Ganz anders. Da es aber die meisten meist so machen wie sie es meistens machen, sollte es heißen: Können wir es vielleicht ein bisschen anders machen, nächstes Jahr?

Folgende Optionen bieten sich an:

- Weihnachten ganz alleine mit einer Flasche Jack-Daniels im Auto ohne Heizung.
- Weihnachten mit der Schwiegermutter.
- Weihnachten mit Hackbrett und Zither im Pflegeheim.
- Weihnachten mit Christbaum, leckerem Essen und Geschenken.
- Weihnachten in der Weihnachtsdisko mit Strippolaus und 1000 Erdbeer-Limes for free!
- Weihnachten am Strand mit Cocktails und Sonnenbrand.
- Weihnachten in the Mix mit der Schwiegermutter und Strippolaus am Strand, einer Flasche Jack-Daniels, Limes, Cocktails, leckerem Essen und 1000 christmas trees for free.

Wenn du nach dem Prinzip der Nutzenmaximierung vorgehst, wäre die letztgenannte Option („Weihnachten in the Mix") die beste. Klingt aber auch nach der stressigsten

Option. Und wer soll das bezahlen? Die Rekognitionsheuristik sagt Weihnachten mit der Schwiegermutter. Denn: Du kennst die Schwiegermutter und außerdem war das schon immer so. Durch eine Kombination aller erlernten Verfahren kommst du schließlich zu dem Schluss, dass Weihnachten mit leckerem Essen und Geschenken die beste Variante darstellt. Das bedeutet, du machst das, was alle machen, und was du jedes Jahr gemacht hast. Du musst es nur noch genießen.

Man kann nicht alles richtig machen. Egal für was du dich entscheidest – nächstes Jahr machst du alles genauso anders wie jedes Jahr.

Ziel: Ein freches Fest.

Richtig: Die Erwartungen nicht zu hoch ansetzen. Kategorie festlegen und sich für die erste Weihnachtsoption entscheiden, die gut genug ist. Wenn das Weihnachten mit der Schwiegermutter bedeutet, dann ist das halt so.

19.4 Social life – soziales Danebenleben

Abgesehen von deiner Familie pflegst du hoffentlich noch ein paar andere Kontakte. Noch – denn auch hier kann man sich in vielen Bereichen danebenbenehmen. Einkaufen, Essen gehen, Kino, Feste und die Sauna – da dampfen die Emotionen. Und immer dran denken: Kein Schweiß aufs Holz! Der Rest ist nicht so wichtig.

- **Schlechter Einkaufen**

Du hast eine Aufgabe: Einkaufen. Wenn dir jemand eine Einkaufsliste geschrieben hat, ist es ganz einfach. Dann musst du nur in einen Laden gehen und die Dinge suchen, die auf der Liste stehen. Wenn du aber keine vorgegebene Struktur hast, wird es schwierig. Vor allem für Maximierer, die aus allem das Beste herausholen wollen: Wo gibt es die beste Gurke, mit dem besten Preis-Leistungs-Verhältnis? Welcher Apfel ist der frischeste, wo ist am meisten Bio drin?

Noch schwieriger: Handelt es sich um heimatnahe Produkte oder wurden dieser unter unmenschlichen Bedingungen in Plantagen gezüchtet und mussten mit einem Flugzeug unter hohem CO_2-Ausstoß in deinen Supermarkt gebracht werden? Eigentlich ist es fast unmöglich, alles richtig zu machen, am besten keine Gurke, keinen Apfel, kein Einkaufen – aber das ist auch keine Lösung. Bei Lebensmitteln geht es noch, die brauchst du um zu essen, das ist ein elementares Bedürfnis. Aber was machst du, wenn du eine Hose kaufen willst? Obwohl du bereits eine anhast, willst du dir noch eine weitere kaufen. Dann mal los!

Wie kaufe ich keine Hose?

Keine Einkaufsliste, kein elementares Bedürfnis. Du gehst in einen größeren Laden. Erstes Problem: Viele Menschen. Dazwischen: Hosen. Unmengen von Hosen. Lange, kurze, schöne, zerschlissene und zerrissene. Skinny, Straight, Relaxed Skinny, Boot Cut und so weiter. Dann noch die ganzen Marken. Und was hast du überhaupt für eine Hosengröße? Länge, Weite, europäische oder amerikanische Einheiten? Du nimmst die erste beste Hose – super! –, doch sie passt nicht. Eine andere sieht zu neu aus, die nächste zu alt und die dritte ist zu teuer. Und alle anderen sind unbequem. Gefrustet gibts du auf und kaufst dir einen Mantel. Der passt zwar nicht, sieht scheiße aus und kratzt – aber immerhin: keine Hose. Bravo!

Hosen kann man aber nicht anziehen oder essen. Und Einkaufen musst du noch selber. Noch, denn in der Zukunft wird das alles durch einen Internet-Groß-Konzern für dich erledigt. Bereits jetzt werden deine Einkäufe und Wunschlisten gespeichert. Daraus werden Computer ein Einkaufsprofil erstellen, eine Kamera wird deinen Kühlschrank überwachen und eine App, das Gemüse ermitteln, das am besten zu deinem Account passt. Zweimal im Jahr wird eine passende Hose geliefert, die auch dem aktuellen Trend entspricht. Also, keine Sorge, alles wird gut.

Hosen werden überschätzt.

Ziel: Einkaufen wie Gott in Frankreich. Keine Listen, keine Hektik, keine Hosen.

Richtig: Anspruchsniveau festlegen, zum Beispiel Jeans für maximal 100 Euro. Dann das erste Produkt wählen, das diese Kriterien erfüllt – gut genug ist und nicht das Beste. Danach einen Kaffee trinken gehen

- **Schlechter Essen**

Du willst essen gehen? Das könnte schwierig werden, bereite dich gut darauf vor. Denn die erste Frage lautet:

Wo willst du essen gehen? Zum Griechen, Italiener oder Thai? Oder lieber deutsche Küche, Schweinbraten und Co? Eigentlich ist dir ja eher nach Pizza, aber da wart ihr schon letzte Woche. Grieche ist gut, aber da gibt es immer einen Schnaps, den braucht man nach dem fettigen Essen, und dann hast du Magenschmerzen. Dann doch zum Thai – oder gibt es da nicht dieses neue afghanische Restaurant, wo war das gleich? Du googelst „Afghanisches Restaurant", und findest drei verschiedene. Dann schaust du dir im Internet Speisekarten an und vergleichst Preise. Das eine sieht ganz gut aus, doch es hat noch nicht geöffnet, bei dem nächsten gibt es keine Telefonnummer und beim dritten ist kein Tisch mehr frei. Mittlerweile ist bereits eine Stunde vergangen, und du bist immer noch nicht weiter. Gib es zu, das ist ein Wohlstandsproblem.

Wie haben das eigentlich deine Eltern gemacht bevor sie Speisekarten im Internet ansehen konnten und es zu jedem Restaurant fünfzig Bewertungen gab? Unglaublich aber wahr: Sie sind einfach hingegangen und haben es ausprobiert. Ist das nicht gefährlich? Stimmt, es besteht ein gewisses Risiko, das es nicht schmeckt oder teuer ist. Die Konsequenzen wären fatal… Manchmal haben deine Eltern sich auch nur auf eine einzige Bewertung verlassen, von Freunden, die dort schon einmal hingegangen sind. Das klingt für dich so schwierig, dass du doch zum Italiener gehst. Dort hast du die Wahl zwischen Pizza Margaritha, großes Spezi – immer gut und günstig – oder du lässt dich auf ein kompliziertes italienisches Menü ein mit mehreren Gängen, Pasta, Fleisch und Nachspeise. Dann gibt es da noch die Speisekarte und spätestens, wenn du diese aufschlägst, wird es noch einmal richtig kompliziert:

Wie man (k)ein Gericht wählt

Die Speisekarte ist 10 Seiten lang, dabei alleine zwei Seiten Vorspeisen und Salate. Aber zuvor musst du dich noch für ein Getränk entscheiden: Welcher Wein darf es sein, Rot, Weiß oder Rosé. Darunter wieder mehrere Möglichkeiten, wie Hauswein (billig), ein anderer unbekannter Wein oder eine Flasche (teuer). Mittlerweile ist der Kellner schon das zweite Mal gekommen und fragt, ob du dich bereits für ein Getränk entschieden hast. Am Nachbartisch verfolgst du wie ein anderer Gast in gekonntem deutschen Italienisch bestellt: „Vino della casa, aqua minerale und die Pasta della…" -es folgt ein langes italienisches Wort, das du nicht verstehst. Die ganze Bestellung rundet der Speisekarten-Profi vom Nachbartisch mit einem lässigen „Come siempre, Giovanni" ab. Das nimmst du auch: Einmal Giovanni della Casa, bitte, come siempre, natürlich. Als du eine halbe Stunde später deine Pizza Margaritha gegessen hast – das andere Gericht gab es irgendwie nicht – stellst du fest: Das war doch ganz gut. Aber für das nächste Mal wirst du dich besser vorbereiten. Einen Italienisch-Kurs buchen, vorher einen Prosecco trinken zur Auflockerung, und dieses Buch lesen.

Speisekarten sind des Teufels Advokat. Nicht öffnen! Nicht ansehen! Im Zweifel Pizza Margaritha oder Schnitzel-Micky-Maus wählen. Das geht immer.

Ziel: Pizza, Spezi, Schnitzel.

Richtig: Im Lokal den Kellner nach seiner Empfehlung fragen. Oder das bestellen, was am Nachbartisch so lecker aussieht. Oder du bestellst einfach dein Lieblingsgericht: Wiener Schnitzel, dazu ein großes Spezi. Lecker. Wenn du unbedingt in die Speisekarte schauen musst, dann überlege dir vorher eine Kategorie, zum Beispiel Fisch oder Fleisch oder vegetarisch. In dieser Kategorie nimmst du das erste

Gericht, das passt. Dann machst du die Karte zu und freust dich auf das Essen. Du darfst dann aber nicht mehr in die Karte schauen, gell, außer für die Nachspeise.

• Keinen Kaffee trinken

Du warst schon beim Italiener, hast erfolgreich eine Pizza oder vielleicht sogar Pasta bestellt. Dann bist du jetzt bereit für die nächste Challenge: Einen Kaffee trinken (Abb. 19.3). Das ist nicht so leicht. Früher war alles einfacher, auch der Genuss koffeinhaltiger Heißgetränke. Es gab Tee oder Kaffee. Heute gibt es Café Creme, Filterkaffee, Espresso, doppelten Espresso, Espresso macchiatio, Café Lungo, Americano, Verlängerten, Verzögerten und Verschütteten. Dazu eine riesige Auswahl verschiedener Kaffeearten, die sich auf verschiedene Arten rösten, toasten, fermentieren oder frittieren lassen. Dazu gibt es Milch: Kuhmilch, fettreduzierte Milch, kalte Milch, warme Milch, heiße Milch, Sojamilch, Milchschaum oder Abschaum. Weil es so viel Milch gibt, haben fast alle eine „Milch-Allergie“ bzw. eine Laktose-Intoleranz und trinken Soja-Milch. Wie einfach muss es früher einmal gewesen. Sehne dich wieder zurück in die Zeit deiner Eltern. Man ging in ein Café und bestellte: Einen Kaffee. Und dann bekam man auch einen. Heute wäre das undenkbar. Wahrscheinlich würde man dich für ein bisschen debil halten, wenn du einfach einen Kaffee bestellst. Als Gegen-Trend ist ja Filter-Kaffee wieder in Mode gekommen. Einfacher, ehrlicher Kaffee. Der kann aber nicht auf normale Arten gefiltert werden. Dafür gibt es Kurse, spezielle Maschinen, Verfahren und bald ein eigenes Studienfach: Rösten 1, Filtern für Fortgeschrittene und so weiter.

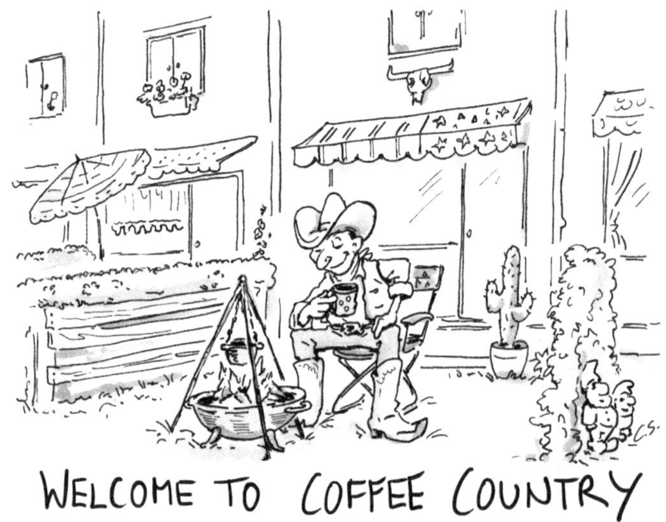

Abb. 19.3 Ehrlicher Kaffee

> Kaffee ist ein hoch-komplexes Getränk. Früher wurde das Getränk zur Entspannung getrunken. Völlig falsch, wie man heute weiß. Deshalb gibt es das jetzt entweder im Gehen aus dem Pappbecher vor dem nächsten Meeting oder man bucht einen Kurs bevor man ein Café besucht.

Ziel: Kaffee. Und wenn ja wie viele?

Richtig: Ein Feuer im Garten entfachen. Einen alten Kessel aufsetzen, dann den dampfenden tiefschwarzen Inhalt in eine verbeulte Blechtasse gießen und kochend heiß genießen. Nebenbei Ausschau halten nach den Killern in den schwarzen Mänteln oder Mundharmonika spielen. DAS ist ehrlicher Kaffee. Für den Café-Besuch gilt: Kategorie festlegen – Filterkaffee, Café Creme oder Espresso. Und dann den ersten besten Kaffee bestellen, der passt. Wenn du es wagen solltest, einen Coffee-to-go zu bestellen, werden dich die Killer in den schwarzen Mänteln aufsuchen. Denn das geht gar nicht. Oder du nimmst den nächsten besten Zug nach Wien, und bestellst einen Verlängerten beim Schaffner. Das ist möglich. Guten, ehrlichen Espresso gibt es auch schon an jeder Tankstelle auf dem Weg in den Süden, sobald du über den Brenner bist.

• Wie man nicht ins Kino geht

Du hast keine Hose gekauft aber, einen Kaffee getrunken, warst Pizza essen – und jetzt geht es ins Kino. Fragt sich nur: In welches? Und dann, ganz schwierig: In welchen Film, um wieviel Uhr und in welcher Sprache? Zunächst einmal wieder: lange Internet-Recherche. Ansehen aller Trailer. Dann die Kritiken lesen aus den wichtigsten Zeitungen, gelesen wie Novellen, endlich am Ende die Aussage, ob der Film gefällt oder nicht. Dann weiter zu den Internet-Portalen, Bewertungen des „einfachen Mannes". Und schließlich Auswahl mehrerer möglicher Filme. Die laufen meist im falschen Kino zur falschen Zeit womöglich noch synchronisiert oder mit Untertitel – es passt einfach nie. Dann lieber zu Hause bleiben und fernsehen. Doch hier gibt es wieder das gleiche Problem: Zu viele verschiedene Sender mit zu vielen verschiedenen Filmen. Dann noch die Möglichkeit hunderte von Serien zu streamen. Wie wäre es stattdessen mit einer Partie Mensch-ärgere-dich-nicht? Das gibt es in 3-D im Original ohne Untertitel kostenlos zu Hause.

Menschen sind früher einmal einfach in den Film gegangen, der im Kino lief. Ein Kino. Ein Film. Oder sie haben sich zu Hause den Film angesehen, den die öffentliche Fernsehanstalt für sie ausgewählt hatte. Oder sie haben sich das Theaterstück angesehen, das gerade aufgeführt wurde. Oder sie sind zu der Hinrichtung gegangen, die gerade vollzogen wurde oder sie haben sich das Gladiatoren-Gemetzel angesehen, das geboten war… hach, die gute alte Zeit!

Ziel: Mensch-ärgere-dich-nicht

Richtig: Für den Film bitte nur Auswahl eines Kriteriums:

- Du siehst dir den Film an, den sich alle ansehen.
- Du siehst dir den Film an, den dir ein Freund empfohlen hat.
- Du siehst dir den Film an, der in deinem Lieblings-Kino läuft.
- Du fragst den Mann an der Kinokasse, welchen Film er sich ansehen würde.
- Du siehst dir den Film an, den dein Partner mit dir sehen möchte.
- Du siehst dir gar keinen Film an, weil einfach gerade kein Film läuft, der dich interessiert. Stattdessen spielst du zu Hause Mensch-ärgere-dich-nicht. Da gibt es eine klare Aufgabe: Bringe ein Team mit 4 Spielfiguren ins Ziel. Versuche unterwegs die Figuren deiner Gegner aus dem Spiel zu werfen. Ärgere dich nicht, wenn du selbst hinausgeworfen wirst. Das Leben kann so einfach sein.

• **Einladungen falsch absagen**

Du kannst nicht jeden Abend überlegen, ob du alleine ins Kino gehst oder Mensch-ärgere-dich-nicht spielst. Im sozialen Miteinander lässt es sich nicht vermeiden, dass du auch ab und zu mal auf eine Party eingeladen wirst. Es wird sich dabei nicht immer um das Fest des Jahrhunderts handeln. Wobei – wer kann das schon wissen? Manchmal sind es die kleinen Feste, das spontane Zusammenkommen, aus dem sich etwas entwickelt, von dem alle deine Freunde noch Jahrzehnte sprechen. „Weißt du noch damals, als wir eigentlich nur ein Bier trinken gehen wollten?" „Mann, wer hätte gedacht, dass wir dann noch…" „Und Frank hat sogar seine zukünftige Frau kennengelernt." Was für ein Abend – und du warst nicht dabei? Deshalb versuchst du dir alles offen zu halten, die Strategie heißt: Abwartendes Offenhalten. Wenn also ein Bekannter anruft, und fragt, ob du nächste Woche auf ein kleines Fest kommen möchtest, sagst du erst einmal: Warum nicht? Mit dem Zusatz: Es kann aber sein, dass ich es nicht schaffe, denn im Job… blablabla… mein Freund… der Hund des Nachbarn und so weiter. Denn es könnte ja sein, dass 1. du an diesem Abend dann doch keine Lust hast oder 2. sogar noch ein besseres Angebot hereinkommt oder 3. du tatsächlich keine Zeit hast. Für deinen Bekannten ist jetzt klar, dass du vielleicht kommst. Das ist bestimmt super für ihn, so kann er besser planen. 15 weitere Bekannte kommen auch vielleicht, einer sicher nicht, aber vielleicht doch noch, wenn es irgendwie geht und ein anderer will auf jeden Fall kommen, es könnte aber schwierig werden.

Einladungen immer im Konjunktiv zweifelnd bejahen. Vielleicht kommt noch was Besseres. Vielleicht lädt man dich auch das nächste Mal nicht mehr ein.

Ziel: Totale Unabhängigkeit. Keine Freunde.

Richtig: Du musst nicht jede Einladung annehmen. So wichtig bist du nicht.

- **Schlechter feiern – Extremfall Sylvester**

Sylvester ist der Extremfall des abwartenden Offen-Haltens. Hier werden selbst die besten Entscheider-Typen zu zögerlichen Maximierern. Jeder versucht, sich die Zusage zu einem Fest, dem Essen oder dem Kurztrip auf die Skihütte bis zuletzt offen zu halten. Es könnte noch etwas Besseres hereinkommen. Was tun, wenn man zugesagt hat mit den beiden Pärchen (und ihren Kindern) im Reihenhaus zu feiern, wenn dann jemand anders ein paar Tage später zur Jahrhundertfeier einlädt? Und im Nachhinein stellt sich heraus: Die Jahrhundertfeier war total überschätzt, während die Pärchen sich beim Bleigießen entspannt haben. Dann nächstes Jahr Fondue und Raclette mit Freunden, während die anderen auf der Skihütte waren – Jahrhundertfest verpasst. Wie man es macht, ist es falsch.

Sylvester wird überschätzt, Raclette eher unterschätzt.

Ziel: Das Jahrhundertfest.

Tab. 19.2 Entscheidung-Matrix Sylvester

	Pro	Kontra
Reihenhaus-Raclette	Entspannt	Langweilig
Skihütte	Hütten-Zauber	Hütten-Koller
Jahrhundertfest	Fest des Jahrhunderts	The day after

Nach Nutzen-Risiko-Ermittlung bietet ein Jahrhundert-Raclette die meisten Vorteile. Der Kater am nächsten Tag wird durch die Aufnahme großer Mengen Raclette-Käse abgefangen. Eine Skihütte hingegen birgt zu große nicht absehbare Risiken: kein Schnee, stinkende Füße, Gemeinschaftsschlafraum mit schnarchenden Menschen, die vom Jahrhundert-Fest träumen.

Richtig: Kategorie festlegen, zum Beispiel Skihütte oder Feiern im kleinen Kreis (Tab. 19.2). Dann die erste beste Alternative wählen und verdammt noch mal zusagen und nicht mehr weiter darüber nachdenken. Nächstes Jahr machst du alles anders.

Extremer Sonder-Fall: Die WG-Party des jüngeren Bruders eines entfernten Bekannten

Obwohl hier unabwägbare Risiken drohen, solltest du diese Chance auf jeden Fall wahrnehmen. Es könnte sich um das Jahrhundertfest handeln.

- **Spieleabend für Fortgeschrittene und allein in die Sauna**

Spieleabende sind immer eine Option. Ob es alleine Halma oder zu zweit Scrabble (Gähn) sein muss, ist die Frage. Aber Siedler ist immer eine Möglichkeit. Dabei geht es nicht ums Gewinnen. Die Längste Handelsstraße ist vollkommen ausreichend. Wenn du alleine in die Sauna gehen willst und dafür die WG-Party-des-jüngeren-Bruders-eines-entfernten-Bekannten absagst, dann solltest du dir aber ernsthaft Gedanken machen (Abb. 19.4).

Alleine in die Sauna ist eine Option. Die letzte.

Während die Präferenz für Spieleabende nach der ersten Lebensdekade zunächst abnimmt, um dann wieder

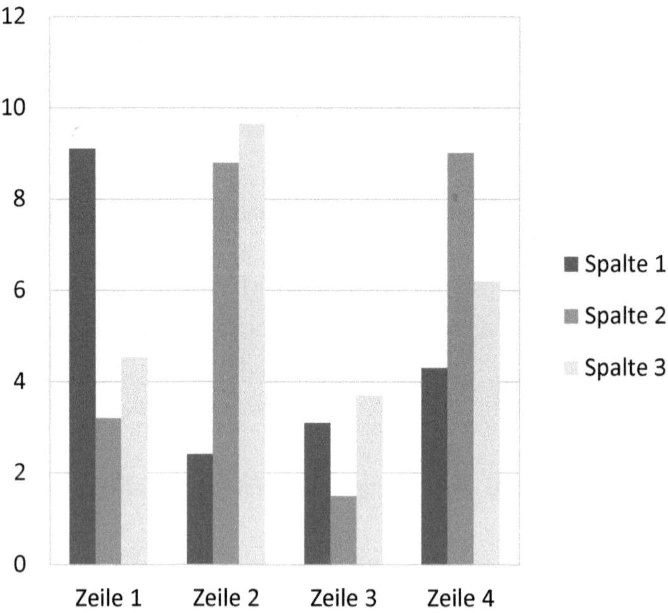

Abb. 19.4 Blau: Spieleabend – Rot: Jahrhundert-Fest – Gelb: Allein-in-die-Sauna. Zeile 1–4 stellen Lebensdekaden dar (1. bis 4. Lebensjahrzehnt)

langsam anzusteigen, gewinnt das Jahrhundertfest in der zweiten Lebensdekade an Bedeutung. Der Einbruch in der 3. Lebensdekade fällt mit der Familiengründung zusammen. Es zeigt sich aber wieder ein deutlicher Anstieg in fortgeschrittenem Alter. Zum gegenwärtigen Zeitpunkt liegen keine Daten über die weitere Entwicklung ab dem mittleren bis hohen Lebensalters vor. Es ist aber ein exponentieller Anstieg von Jahrhundertfesten zu erwarten mit einem Peak kurz vor dem Lebensende. Allein-in-die-Sauna-gehen scheint trotz aller sozialen Nachteile, die damit verbunden sind, eine konstante Bedeutung zu haben.

Ziel: WG-Party-des-jüngeren-Bruders-eines-entfernten-Bekannten

Richtig: Ein weiser Mann formulierte einmal folgenden Satz: „Die Frage ist, worauf du Bock hast." Nach diesem Prinzip solltest du bei deiner Freizeitgestaltung verfahren. Alles andere ist Bockmist.

20

...muss nicht B sagen

Ein Buch über Entscheidungen mit der Empfehlung, alleine in die Sauna zu gehen, abzuschließen, wäre irgendwie frustrierend. Das bitte nicht nachmachen.

Du hast jetzt ziemlich viel darüber erfahren, was Entscheiden bedeutet und wie Entscheidungen getroffen werden, und warum das heutzutage alles so schwierig geworden ist. Ausgestattet mit dem besten theoretischen Wissen hast du vielleicht ein bisschen über dich selbst erfahren. Wie treffe ich selbst Entscheidungen? Warum soll ich überhaupt welche treffen? Was für ein Entscheidungs-Typ bin ich eigentlich? Neige ich dazu, Dinge aufzuschieben?

Du hast wichtige Persönlichkeiten der Zeitgeschichte kennengelernt, die Entscheidungen getroffen haben, völlig daneben lagen oder sich erst gar nicht entscheiden

M. C. Poetzsch, *Entscheidungen*,
https://doi.org/10.1007/978-3-662-57586-4_20

konnten. Du kennst dich jetzt aus mit ethischen Prinzipien bei der Entscheidungsfindung und weißt sogar, was beim einem Flugzeugabsturz zu tun ist – theoretisch.

Du hast die Anleitung zur Entscheidungslosigkeit gelesen und weiß jetzt wie es nicht geht – praktisch.

Nun lautet die Frage: Ist das, was du tun willst, so wahnsinnig wichtig? Wird es irgendwelche weitreichenden Konsequenzen haben? Du wirst wahrscheinlich nicht den 30-jährigen Krieg auslösen. Du sitzt auch nicht am Drücker für den roten Knopf. Falls doch, dann bitte nicht drücken. Gute Entscheidung, danke.

Wenn es irgendetwas gibt, das du tun musst, dann musst du es halt machen. Hilft nix. Dabei muss man sich nicht von irgendwelchen Zielen oder Vorstellungen, meist von anderen, tyrannisieren lassen. Aber wer sagt denn, dass du überhaupt eine Entscheidung treffen musst?

Die Frage ist vielmehr, ob man sich dafür schlecht finden muss, etwas nicht zu tun.

Wenn du dich heute nicht entscheiden kannst essen zu gehen, dann bleibst du halt zu Hause. Du musst und wirst es aushalten, dass andere ohne dich gespeist haben. Sie werden deine Abwesenheit auch verkraften. Denn so großartig bist du nun auch wieder nicht. Vielleicht gelingt es dir sogar, das Ganze mit ein wenig Humor zu sehen. Wer über sich selbst lacht, lacht am besten. Das heißt dann Selbstakzeptanz. Man kann ja nicht nur über positive Eigenschaften verfügen.

Für Probleme beim Aufschieben, also Prokrastination, gibt es eigene Ambulanzen, derzeit an der Uni-Münster und der Freien Universität Berlin. Auf der Internetseite der Ambulanz der Universität Münster gibt es einen Selbsttest zum Aufschiebeverhalten. Durchaus lohnend, den mal durchzuführen (*www.uni-muenster/de/Prokrastinationsambulenz*). Falls sich dann nicht eine Störung der Selbstregulation ergibt, findet sich bei Studenten zumindest fast immer ein Alkoholproblem (das ist natürlich nur ein Vorurteil).

Für Stresssituationen gibt es verschiedene Entspannungsverfahren, die man erlernen kann. Die kann man sich auch von einem Psychotherapeuten erklären lassen. Die Krankenkassen verlangen übrigens, dass jeder Therapeut zumindest mal eine Beratungsstunde sowie ein paar Stunden zur akuten Behandlung anbietet. Sollte theoretisch also kein Problem sein, da unterzukommen. Auf den Seiten der Kassenärztlichen Vereinigungen (in Bayern zum Beispiel kvb.de) gibt es eine eigene Sparte: Psychotherapieplatzvermittlung. Da steht eine Telefonnummer. Die kann man anrufen. Was im einzelnen Fall das Richtige ist, findet sich beim Erstgespräch.

Aber wer sagt, dass man immer zum Therapeuten gehen muss (außer Therapeuten)? Manchmal ist es auch angebracht, nicht aus allem eine große Wissenschaft zu machen.

Egal, welchen Weg du einschlägst, er wird nicht falsch sein (Abb. 20.1).

In manchen Situationen, sogar bei Notfällen, können Zweifel berechtigt und wichtig sein. Wer nicht alles

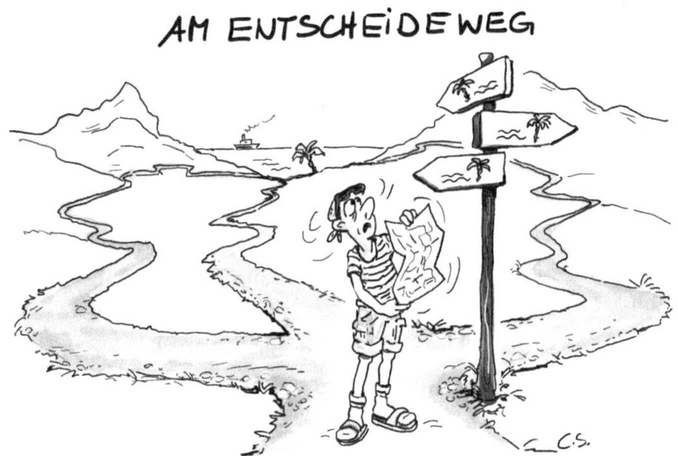

Abb. 20.1 Wohin?

glaubt, ist schlauer. Wenn du die Dinge hinterfragst, dann denkst du. Und das heißt, dass du da bist. Deshalb ist es richtig, ab und zu zu zweifeln. Natürlich soll das nicht bedeuten, dass es besser ist, keine Entscheidungen mehr zu treffen. Eine perfekte Lösung gibt es ohnehin meistens nicht und aus getroffenen Entscheidungen ergeben sich wieder andere Konsequenzen. Trotzdem:

Man muss sich nicht entscheiden. Auch wenn es für die anderen leichter ist, die Frage ist, worauf du Lust hast. Denn wer A sagt, muss nicht B sagen.

Das bedeutet nicht, in Bewegungslosigkeit zu verharren. Stille heißt nicht Stillstand. Die Ruhe kann Zeit geben zu denken, Kraft zu gewinnen und anzukommen. Dieses Buch soll dabei helfen.

Anhang

Maximierer versus Satisfizierer – der große Psycho-Test

Nachdem du in diesem Buch unterschiedliche Kategorien von Entscheider-Typen kennengelernt hast, ist es an der Zeit zu fragen: Wo stehst du selbst eigentlich? Wie triffst du deine Entscheidungen? Dazu der ultimative Test, den du so in keinem Lehrbuch finden wirst.

Fragen

1. Wenn ich essen gehe, dann bestelle ich:
   a. Wiener Schnitzel. Warum? Deshalb.
   b. Das Gericht des Tages. Wenn es zwei davon gibt, das erste Beste.

M. C. Poetzsch, *Entscheidungen*,
https://doi.org/10.1007/978-3-662-57586-4

   c. Das lässt sich so pauschal nicht beantworten.
   d. Das was mir am besten schmeckt.

2. Meine Lieblingssorte Kaffee ist:
   a. Kaffee
   b. Café (Isch bin ein kleiner Franzose)
   c. Fermentierter Kaffee mit einem Spritzer laktosefreier Milch
   d. Frisch aufgebrühter Filterkaffee
   e. Coffe to go – diese Antwortmöglichkeit wurde vom internationalen Kaffee-Komitee unter Strafe gestellt.

3. Mein Lieblings-Bier ist:
   a. Bier
   b. Helles
   c. Pils aus dem Fass, das nicht zu schnell gezapft wurde. Oder, wenn es das nicht gibt, einfach mal ein Dunkles aus dem Eichenholzfass, das drei Monate den Atlantik überquert hat, mit einem Spritzer Ingwer
   d. Eiskaltes argentinisches Quilmes

4. Wenn ich mir einen Fernseher kaufen möchte, kaufe ich:
   a. Einen Fernseher
   b. Zwei Fernseher
   c. Einen Fernseher mit 42 Zoll, USB- und HDMI-Anschluss, speziellen Apps für spezielle Internet-Anbieter, Sub-Woofer-System, spezieller Raum-Ausleuchtung und integriertem Toaster
   d. Einen Video-Beamer

5. Einen Kredit zur Immobilienfinanzierung schließe ich ab bei
   a. der Bank.
   b. der Hausbank.
   c. der Bank, die im aktuellen Ranking den besten Platz erzielt hat und mir das beste Verhältnis aus Sicherheit, Risiko und Sicherheitsrisiko bietet. Das Ganze kombiniere ich mit einem Bausparvertrag und einem Darlehen zur energetischen Sanierung. Die verschiedenen Angebote diskutiere ich mit meinem Finanzberater, dem Nachbarn und in verschiedenen Internet-Foren.
   d. Ich habe genug Geld und brauche keinen Kredit.

6. Meinen Partner/meine Partnerin habe ich kennengelernt:
   a. Ich habe ihn/sie gesehen und sofort gewusst: Das ist es!
   b. Wir kannten uns schon aus der Schule – und haben uns dann auf einem Dating-Portal wieder gefunden.
   c. Ich bin damals die Klassenliste durchgegangen und habe zu jedem möglichen Partner eine Kosten-Nutzen-Analyse erstellt. Dann habe ich dem/der mit dem größten möglichen Nutzen einen Antrag gemacht.
   d. Ich habe viele Partner. Alle sind gut.

7. Meinen Urlaub plane ich
   a. nie.
   b. Ich richte mich nach den Schulferien und meinen Arbeitskollegen.

c. Obwohl ich noch keine Kinder habe, habe ich bereits den Familienurlaub in 10 Jahren gebucht. Die Ferienhäuser habe ich aber nur für die nächsten zwei Jahre bezahlt. Man weiß nie, was noch kommt.
d. Ich fliege dieses Jahr für sechs Monate nach Süd-Amerika. Die restlichen 6 Monate sind noch offen.

8. Sylvester feiere ich dieses Jahr
   a. mit guten Freunden.
   b. mit meinen Eltern.
   c. Ich habe eine Einladung für ein Raclette. Aber eigentlich wollte ich dieses Jahr mal in den Süden fliegen. Deshalb habe ich noch nicht zugesagt. Aber jetzt ist schon alles ausgebucht. Ich weiß nicht, was ich machen soll, vielleicht....
   d. Copacabana!

9. Im Kino schaue ich am liebsten
   a. Filme.
   b. französische Filme.
   c. Ich schaue mir grundsätzlich nur Filme in der Originalfassung an.
   d. die Nackte Kanone 33 1/3.

10. Mein Lieblings-Auto ist ein
    a. Auto.
    b. Polo.
    c. Ich hätte gerne den neuen VW Maxi Adventure Spasti. Aber der ist so teuer. Deshalb lasse ich

mich erst einmal in verschiedenen Autohäusern beraten. Dann vergleiche ich die Angebote im Internet. Da bin ich noch ganz offen.
   d. Fahrrad.

11. Im Beruf bin ich
   a. zufrieden.
   b. mit mehr Gehalt zufrieden.
   c. zufrieden gestellt.
   d. der Boss.

12. Abschließend würde ich über mich sagen. Ich bin
   a. Ich.
   b. ganz nett.
   c. laktoseintolerant.
   d. geil.

Auswertung

a. jeweils 1 Punkt
b. jeweils 2 Punkte
c. jeweils 3 Punkte
d. 0 Punkte

1–6: Punkte: Genuss-Satisfizierer
Du machst, was dir gefällt, hast Spaß, und machst dabei noch eine gute Figur. Falls du nicht geschummelt hast: Respekt! Von dir können wir alle was lernen. Am besten, du wirst Mental-Coach auf Mallorca. Das bist du schon? Wahnsinn! Du hast es echt drauf.
6–12 Punkte: Funktionierender Satisfizierer

Du machst eigentlich alles richtig ohne dich dabei zu stressen. Am besten, du machst einfach so weiter. Bloß nicht anfangen nachzudenken.

12–24: Punkte: Otto-Normal-Satisfizierer

Du machst auch alles richtig. Aber du bist halt langweilig. Lass dir nicht von anderen einreden, was richtig ist, sondern gehe deinen eigenen Weg. Und kauf dir mal ein paar schöne Klamotten. Dann sieht die Welt schon anders aus.

24–30 Punkte: Maximierender Satisfizierer

Du denkst zu viel nach über das was richtig oder falsch ist. Möglicherweise gehst du deinen Mitmenschen damit auch manchmal auf die Nerven. Vor allem aber dir selbst. Hör auf, dir Vorwürfe zu machen. Es gibt keine beste Lösung. Und kauf dir bloß keinen Fernseher.

31–35 Punkte: Maximierer

Du nervst. Hör endlich auf zu grübeln. Nimm dein Fahrrad, mach eine Weltreise und dann such dir einen Job, der zu dir passt.

36 Punkte: Maximierender Verlierer

Bei dir ist es eigentlich egal, was du machst. Du wirst dich ohnehin nicht ändern. Am besten du erhebst den Zweifel zu einer Tugend und schreibst ein Buch darüber.

0 Punkte: Buddha

Du bist Buddha oder irgendeine andere transzendente Kraft. Du hast die höchste Stufe der Weisheit erlangt, bist entspannt, machst, was du willst, wie du es willst und siehst dann, dass es gut war. Du kannst das Buch an dieser Stelle zuklappen und dich mit einem entspannten Lächeln im Liegestuhl zurücklehnen.

Weitere Entscheider-Typen, die du in keinem Lehrbuch findest

Es ist natürlich Unsinn, Menschen in irgendwelche festen Kategorien einzuteilen. Das gilt auch für den Bereich, wie gut oder schlecht jemand eine bestimmte Entscheidung treffen kann.

Dann noch einen kurzen Test mit zehn Fragen – fertig ist das Charakter-Horoskop. Und schon weißt du, was du willst und wie du alles noch besser machst. Das wird nicht funktionieren. Deshalb solltest du solche Einteilungen nicht allzu ernst nehmen. Und natürlich wirst du in keinem Fachbuch etwas über die Persönlichkeitsstruktur des Heimscheißers entdecken. Hier schon.

Der Aus-dem-Bauch-Entscheider (Abb. A.1)

Es wird wahrscheinlich einige geben, die sagen: Ich treffe alle Entscheidungen aus dem Bauch. Diese Aus-dem-Bauch-Entscheider müssen sich nicht mit Zweifeln herumschlagen. Sie fühlen immer, was sie wollen, überlegen nicht lange, sie machen einfach. Niemand kann grundsätzlich nur nach diesem Prinzip handeln, aber es lässt sich – zugegeben – so doch etwas leichter leben.

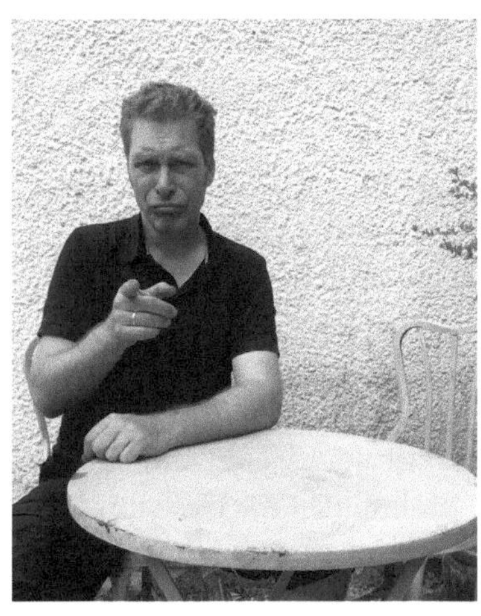

Abb. A.1 Aus-dem-Bauch-Entscheider

Der Rationalist (Abb. A.2)

Der Rationalist hingegen möchte alles nach logischen Grundsätzen entscheiden. Vielleicht kann er alle Argumente so schnell abwägen, dass er trotzdem nicht lange überlegen muss. Eher unwahrscheinlich. Das kann zu Zweifeln führen. Generell kann sich der Rationalist im vorgegeben Rahmen jedoch gut zurechtfinden. Doch wenn es einmal keine logische Erklärung gibt, wird es schwierig.

Abb. A.2 Der Rationalist

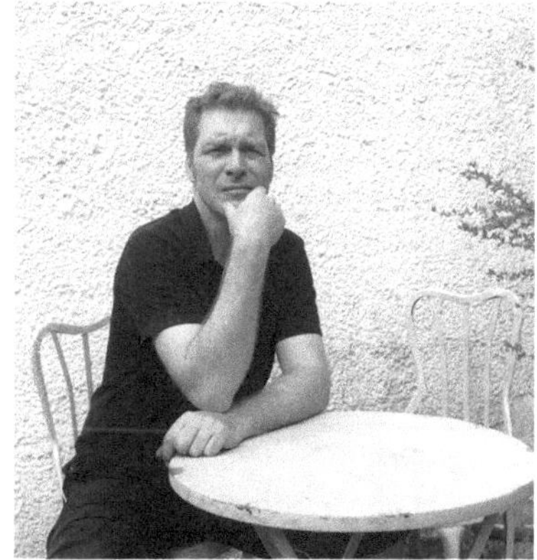

Abb. A.3 Der Abwäger

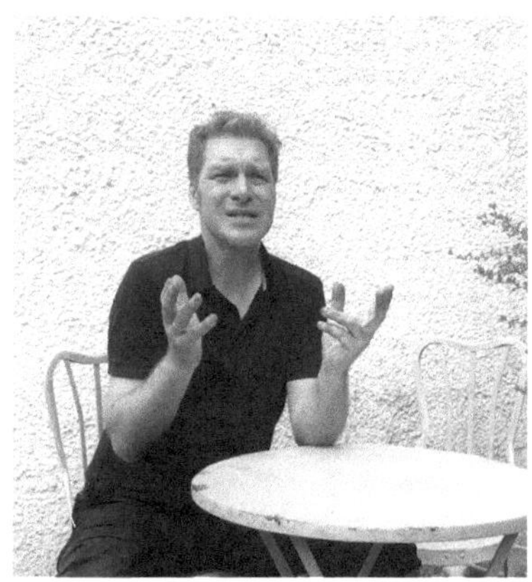

Der Abwäger (Abb. A.3)

Der Abwäger ist eher unentschlossen, und stets bemüht, die beste Lösung zu finden. Das ist nicht immer möglich und kann zu Unruhe, Zweifeln oder gar Selbstvorwürfen führen. Oder auch zum Aufschieben von Entscheidungen.

Abb. A.4 Der Schieber

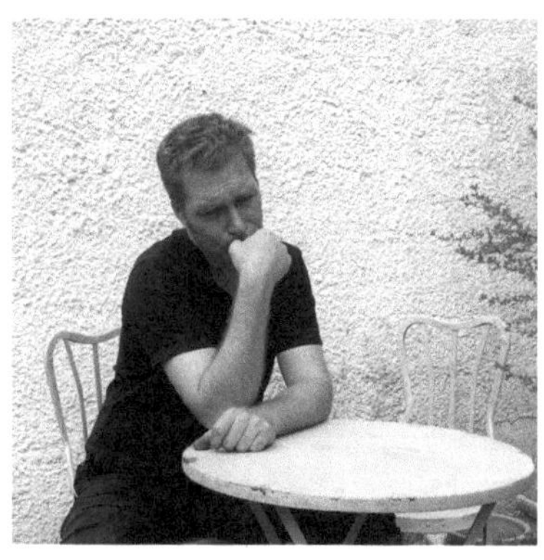

Der Schieber (Abb. A.4)

Der Schieber wägt alle Optionen so lange ab, bis er sich zu gar nichts mehr entscheiden kann. Dann schiebt er so lange auf, bis die Entscheidung durch andere oder durch eintretende Ereignisse getroffen wird. Im schlimmsten Fall kommt es zur Blockade, dann geht gar nichts mehr.

Der Radikalist

Der Radikalist trifft plötzlich und unvermittelt eine Entscheidung. Dabei ist überhaupt nicht erkennbar, welche Gründe dabei eine Rolle gespielt haben. Das muss nichts mit Bauchgefühl oder Logik zu tun haben. Egal, welche Konsequenzen sich aus der Entscheidung ergeben, der Radikalist bleibt bei seiner Entscheidung, sollte sie auch noch so dämlich sein und sich als falsch herausstellen. Der Radikalist weiß nicht, dass man Entscheidungen auch mal ändern kann.

(Leider lehnte der Radikalist grundsätzlich jede Art von fotographischer Darstellung ab. Nichts zu machen.)

Abb. A.5 Der Narziss

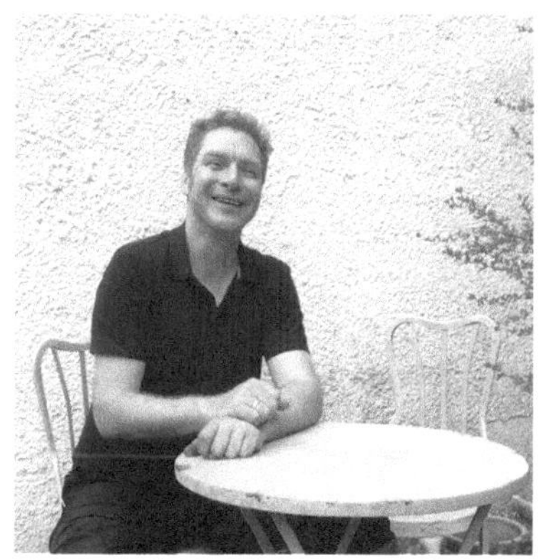

Der Narziss (Abb. A.5)

Dem Narziss ist es egal, welche Entscheidungen getroffen werden, Hauptsache, er sieht dabei gut aus. Er würde natürlich nie einen Fehler zugeben. es besteht eine Ähnlichkeit zu jenen Menschen, der grundsätzlich alles aus dem Bauch heraus entscheiden.

Der Romatiker (Abb. A.6)

Der Romatiker hört nur aus sein Herz. Und auf das Herz der Menschen, die ihm nahestehen. Seine Entscheidungen trifft er für die Liebe und aus Mitgefühl. Dabei kann es dazu kommen, dass er sich selbst vernachlässigt.

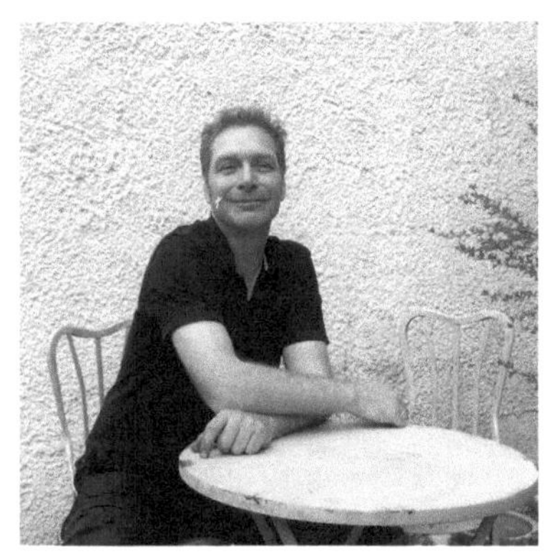

Abb. A.6 Der Romantiker

Der Dependent (Abb. A.7)

Aus dem Romantiker kann der Dependent entstehen, Dieser macht seine Entscheidung nur noch von anderen abhängig. Von Menschen, die er bewundert. Deshalb gesellt er sich gerne zum Narziss.

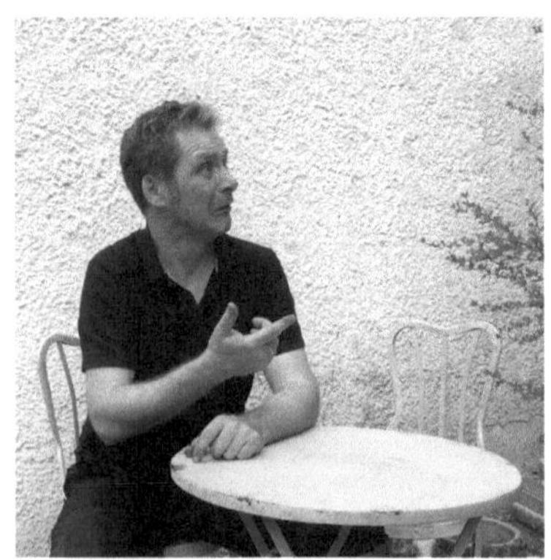

Abb. A.7 Der Dependent

Abb. A.8 Der Achtsame

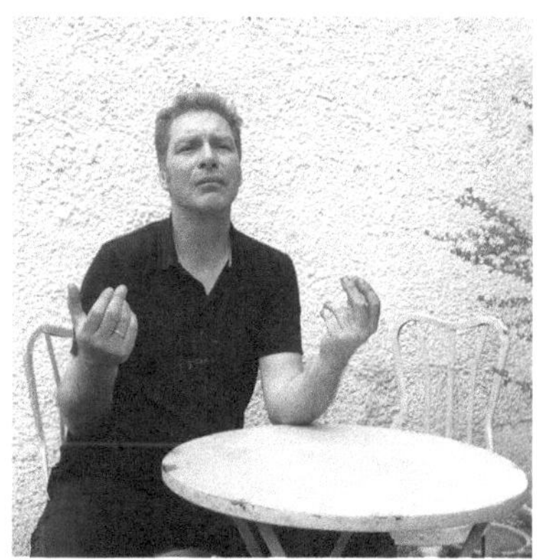

Der Achtsame (Abb. A.8)

Der Achtsame ist der Buddha unter den Entscheidern. Er trifft seine Entscheidungen, so wie es für ihn am besten ist. Dabei versucht er aber nicht, das Beste herauszuholen. Er gibt sich auch mal mit dem Zweit-Besten zufrieden und denkt im Nachhinein nicht mehr darüber nach, was er anders hätte machen können.

Und last but not least: Der Heimscheißer (Abb. A.9)

Der Heimscheißer fühlt sich unwohl bei größeren Veranstaltungen. Vor allem wenn es nur *eine* Toilette gibt. Am liebsten trifft er seine Entscheidungen alleine zu Hause an einem stillen Örtchen. Wenn er sich nicht entscheiden kann, dann kann er zumindest etwas ausscheiden. Aber hey! – Hätte sitzt auf der Toilette.

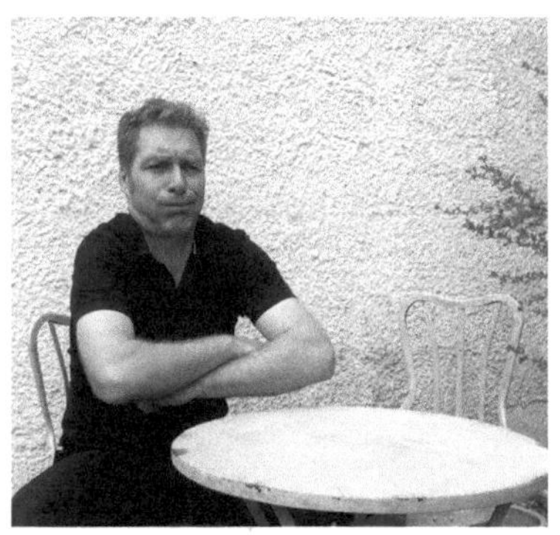

Abb. A.9 Der Heimscheißer

Quellen

Descartes R (1956) Meditationen. Was in Zweifel gewogen werden kann. Felix Meiner, Hamburg.

Descartes, R. Discours de la methode (Abhandlung über die Methode, richtig zu denken und Wahrheit in den Wissenschaften zu suchen). In: www.zeno.org.

Dobelli R (2017) Die Kunst des klugen Handelns. dtv, München.

Friedländer S (2012) Franz Kafka. Beck, München

Gabler, Wirtschaftslexikon, Bernoulli-Prinzip, www.springer-gabler.de.

Gigerenzer G (2013) Risiko. München: C. Bertelsmann, München.

Gigerenzer G (2007) Bauchentscheidungen. C. Bertelsmann, München.

Häfner H (2008) Ein König wird beseitigt. Ludwig II. von Bayern. Beck, München.

M. C. Poetzsch, *Entscheidungen*,
https://doi.org/10.1007/978-3-662-57586-4

Höcker A, Engberding M, Rist F (2017) Heute fange ich wirklich an. Hogrefe, Göttingen

Hölkeskamp, KJ., & Stein-Hölkeskamp, E. (2000). (Hrsg.). Von Romulus zu Augustus, Große Gestalten der römischen Republik. In Darin, Beck H. *Quintus Fabius Maximus – Musterkarriere ohne Zögern.* München: Beck.

Kahnemann D (2012) Schnelles Denken, langsames Denken. Siedler, München.

Kompa M (2009) Stanislaw Petrow und das Geheimnis des roten Knopfs. Telepolis, Hannover.

Lutz B (Hrsg) (1994) Metzler Autoren Lexikon. Verlag J.B. Metzler, Stuttgart.

Maio G (2017) Mittelpunkt Mensch. Schattauer, Stuttgart.

Mohr, M., Gerth, MA., & Janssens, U. (2017). Ethische Konflikte in der Notfallmedizin. *Notfall Rettungsmed.* Bd. 20, Heft 7.

Pfister HR, Jungermann H, Fischer K (2017) Die Psychologie der Entscheidung. Springer, Heidelberg.

Rückert HW (2014) Schluss mit dem ewigen Aufschieben. campus, Frankfurt a. M.

Sacks O (2017) Der Strom des Bewusstseins. Rowohlt, Reinbeck.

Schroll J (2011) 50 Klassiker Deutsche Schriftsteller. Gerstenberg Visuell, Hildesheim.

Schweiggert A, Adami E (2014) Ludwig II. Die letzten Tage des Königs von Bayern. München, Stuttgart.

Steel P (2011) Der Zauderberg. Bastei Lübbe, Köln.

Wolf, P., Henker, M., Brockhoff, E., Steinherr, B., & Lippold, S. (2003). Bayern und Europa im Zeitalter des Dreißigjährigen Krieges. In Friedrich V. (Hrsg.). *von der Pfalz – eine biographische Skizze.* Augsburg: Wissenschaftliche Buchgesellschaft.

Sachverzeichnis

M. C. Poetzsch, *Entscheidungen*,
https://doi.org/10.1007/978-3-662-57586-4

V

W

Z